健康滋补

一碗汤

李烁 主编

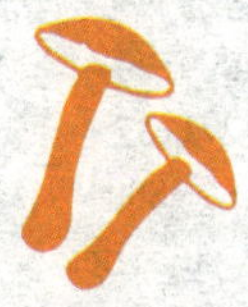

国文出版社
· 北京 ·

图书在版编目（CIP）数据

健康滋补一碗汤 / 李烁主编. -- 北京 : 国文出版社, 2025. -- ISBN 978-7-5125-1971-8

Ⅰ. TS972.122

中国国家版本馆 CIP 数据核字第 2025FF3656 号

健康滋补一碗汤

主　　编	李　烁	
责任编辑	罗敬夫	
出版发行	国文出版社	
经　　销	全国新华书店	
印　　刷	天津泰宇印务有限公司	
开　　本	880 毫米 ×1230 毫米	32 开
	2 印张	48 千字
版　　次	2025 年 6 月第 1 版	
	2025 年 6 月第 1 次印刷	
书　　号	ISBN 978-7-5125-1971-8	
定　　价	12.80 元	

国文出版社
北京市朝阳区东土城路乙 9 号　　邮编：100013
总编室：（010）64270995　　传真：（010）64270995
销售热线：（010）64271187
传真：（010）64271187-800
E-mail：icpc@95777.sina.net

前言

PREFACE

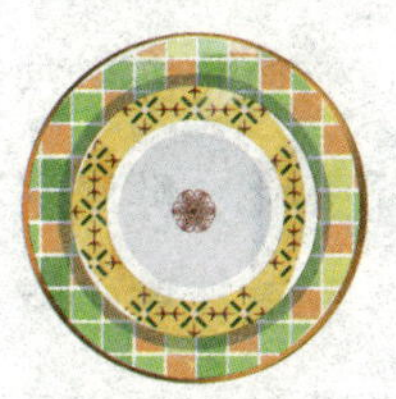

忙碌的生活，使得人们容易忽视对身体的滋养与呵护。然而，健康是生命之本，怎能忽视？养生的方法五花八门，其中每天一碗汤就是一种简单而有效的传统方式。因为汤的鲜美滋味不仅能够满足味蕾的需求，里面丰富的营养更能滋补身体、促进健康。

在中国的饮食文化中，汤品一直占据着举足轻重的地位。尤其是在我国南方地区有着深厚的文化底蕴，并流传着“宁可食无肉，不可饭无汤”的传统谚语。后来，随着健康饮食观念的普及，汤品也成了北方地区餐桌上的“常客”。

而且，汤作为中华民族饮食文化的重要组成部分，还承载着千年的养生智慧。中国传统医学讲究“药食同源”，即许多食物也具有药物的功能，而汤正是这一理念的完美体现。它不仅能够将食材中的营养成分充分溶解，易于人体吸收，还能通过不同的药材与食材搭配，起到调和阴阳、滋补养生的作用。

无论是古老的药膳汤，还是家常的炖汤，每一道都蕴含着丰富的营养与文化的精髓——汤不仅能够保留食材中的营养成分，如蛋白质、维生素、矿物质等，还能通过文火慢炖的煲制方式，使这些营养成分更易被人体吸收利用。因此，汤具有调节体内环境、增强免疫力和改善体质的功能，是日常饮食中的养生佳品。

喝汤养生，也和其他养生习惯一样，需要持之以恒。每天适量饮用一碗精心煲制的汤，可有效补充日常所需的营养素，增强体力。如果是根据个人体质、季节变化、健康状况等来选择食材煲制汤品，还能达到最佳的滋补效果，起到改善睡眠质量和体质的作用，甚至对慢性病有一定的辅助治疗作用。比如春季可选择山药、春笋、荠菜等食材来煲汤，以健脾胃和养肝明目；夏季可选绿豆、薏米、红小豆来煲汤，以清热解暑，除湿气；秋季宜用银耳、雪梨来滋阴润燥；冬季则可用羊肉、红枣等食材来煲汤，达到暖身驱寒的目的；体质偏寒者宜选温补的汤品；体质偏热者则宜喝清热润燥类汤品；贫血者宜用乌鸡、红枣、阿胶等来煲汤喝，等等。

喝汤，不仅是一种养生方式，更是一种生活态度。通过每天喝一碗精心煲制的汤品，我们不仅能够补充身体所需的营养，更能在忙碌的生活中找到一份宁静与满足。因为一碗精心熬制的汤，不仅是味蕾的享受，更是心灵的慰藉。让我们从今天开始，用一碗碗温暖的汤来滋养身心、守护健康吧！

本书旨在弘扬养生文化，书中介绍了各种汤的营养成分与功效，讲解了煲汤的诀窍和技巧，让您一目了然，并学会“对症喝汤”。同时还讲解了几十道汤品的食材配料、烹调技巧和操作步骤，有图，有文字，让你一看就懂、一学就会，可在专业营养师指导下，参考借鉴本书，煲出好喝又营养的汤来。

目录
CONTENTS

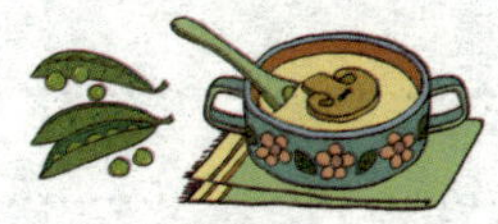

·第一章 每天一碗汤，身体更健康

·第二章 体质定制汤，喝对才是硬道理

·第三章 强身健体，告别亚健康

·第四章 防病祛病，健康常伴

第一章

每天一碗汤，身体更健康

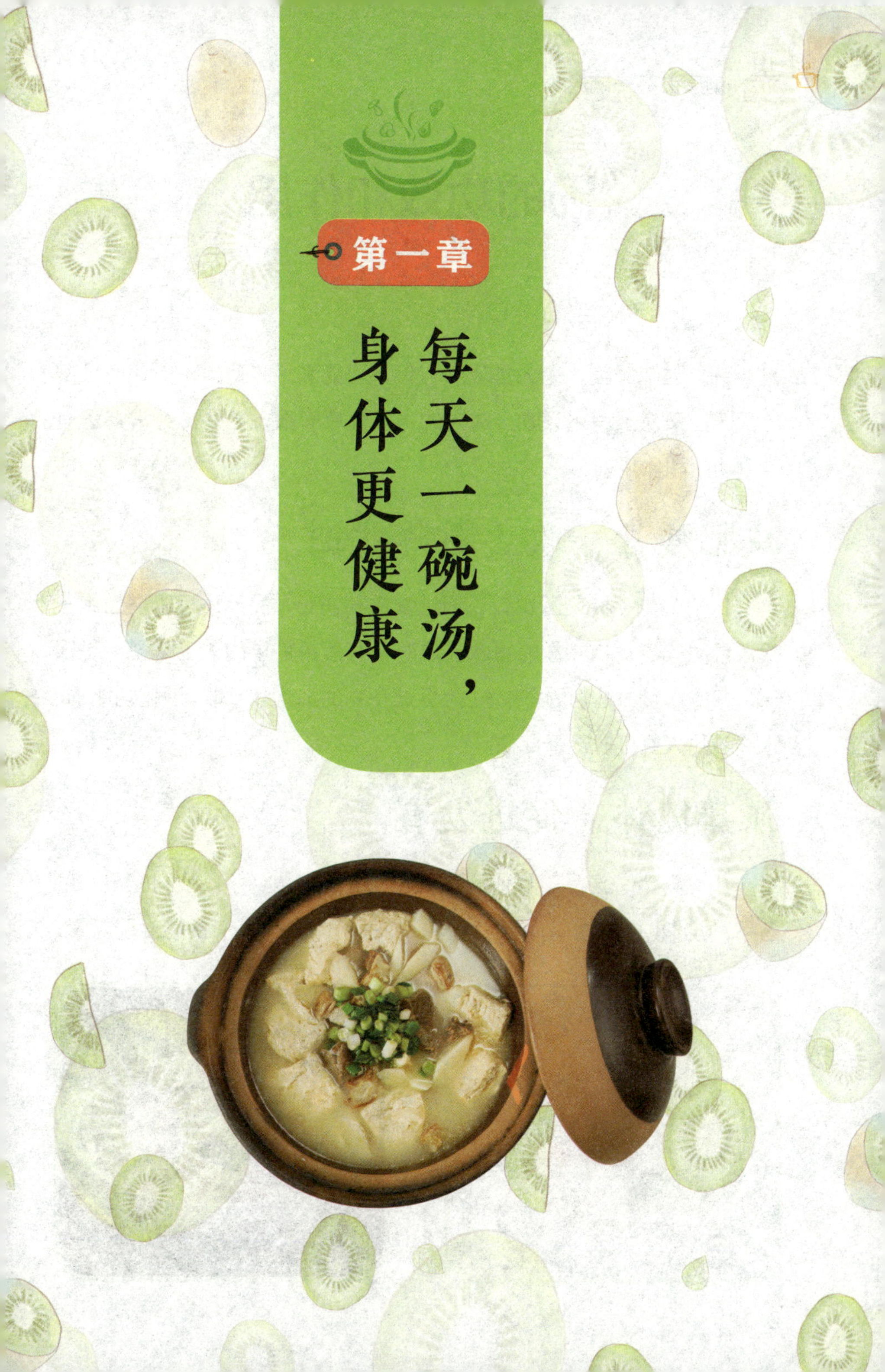

汤的功效和作用

汤，滋味鲜美，令人垂涎。它们不仅能满足味蕾的享受，而且富含营养，又易于消化吸收，对人的身体健康有很多益处。经常喝汤有以下功效和作用。

减肥瘦身，改善新陈代谢

饭前喝汤，能刺激胃口、增进食欲和润肠，另外还可以增强饱腹感，帮助减少食物热量的摄入，这对于有瘦身需求的人士来说，是很一个好的饮食方法。饭后喝汤，能促进食物的消化和吸收，消化功能弱、体质差的人群可以选择此法。

强身健体，促进发育

中医认为，汤品不仅能利咽润喉、健脾开胃，不同食材煲出来的汤品，功效也各不相同，有的能温中散寒、补气养血，有的能滋阴润燥、

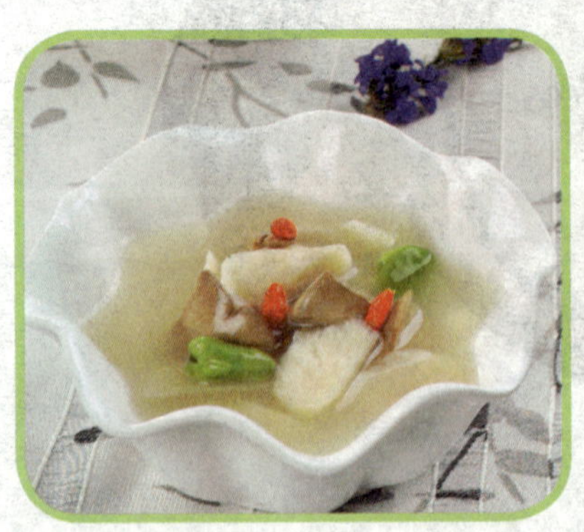

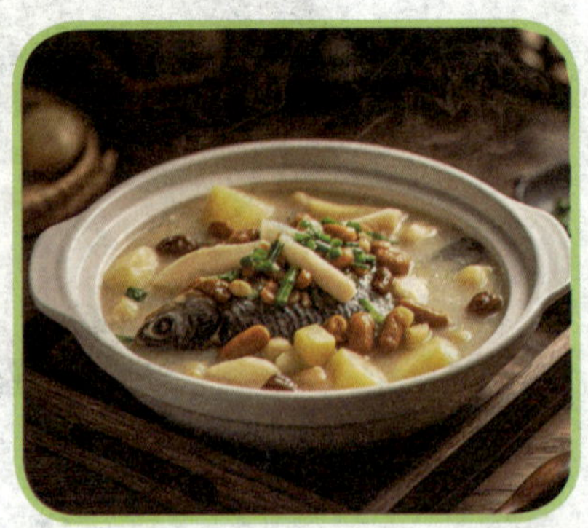

养容养颜，还有的可利水消肿、补益强身。总之，在养生、保健、美容、食疗方面，汤品有着重要的作用。比如，喝黄瓜汤可减肥、美容，喝鲫鱼汤可以通乳水，喝虾皮豆腐汤可壮骨、促进儿童生长发育等。

补充营养，增强免疫力

汤里富含的各种营养成分如蛋白质、矿物质、维生素、膳食纤维、电解质等，可被人体吸收利用。如番茄汤富含番茄红素，这是一种强效的抗氧化物质，有抗癌、预防心血管疾病等功效。骨头汤则富含氨基酸、胶原蛋白等，对增强身体抵抗力、促进伤口愈合有益。鱼汤富含不饱和脂肪酸、维生素和蛋白质等，有助于维持人体健康、增强免疫力等。

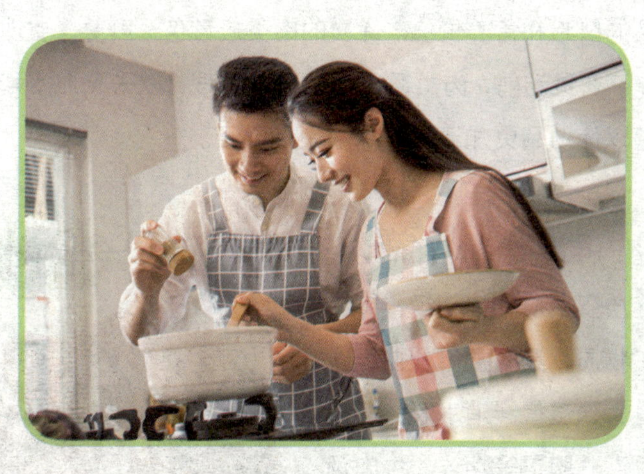

好食材，好味道，好营养

煲一锅好汤，食材的选择直接关系到汤的味道和营养价值。那么，哪些食材适合煲汤呢？以下食材都是不错的选择。

肉类食材：汤品的鲜味担当

肉类是煲汤最常用的食材之一，包括家畜类和家禽类，为汤品提供浓郁的鲜味和丰富的营养。肉类食材的选择和处理直接影响汤品的口感和营养价值。优质的肉类应该色泽鲜亮、质地紧实、无异味。在煲汤前，肉类通常需要汆水处理，以去除血水和杂质，这样可以使汤品更加清澈，味道更加纯正。

（1）牛肉。牛肉味甘，性平，富含优质蛋白质和锌、钙、钾、铁等矿物质，具有益气补血、强健筋骨、除湿气、消水肿、化痰息风、滋养脾胃等功效。牛肉汤尤其适合面目发黄、体质虚弱、贫血易病、筋骨酸软的人食用，但脾胃虚弱者需慎食。

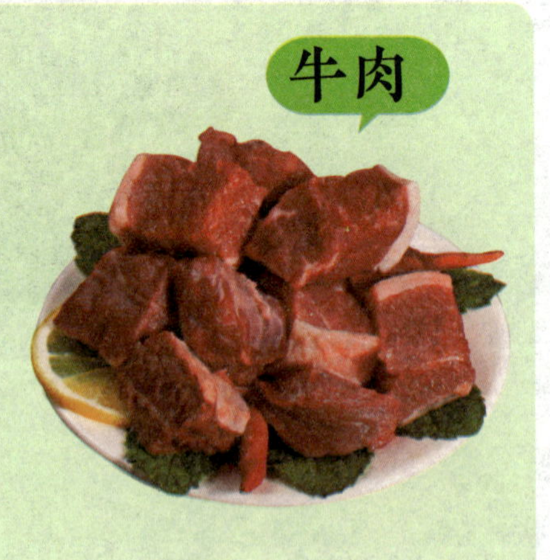

排骨

（2）排骨。排骨一般指猪排骨，是常见的煲汤食材。它味甘、咸，性平，入脾、胃、肾经，能滋养脾胃、补中益气，很适合肾虚体弱、产后血虚、燥咳、便秘者食用。现代医学也表明，排骨除含蛋白质、脂肪、维生素外，还含有大量磷酸钙、骨胶原、骨黏蛋白等，可为幼儿和老人提供钙质。

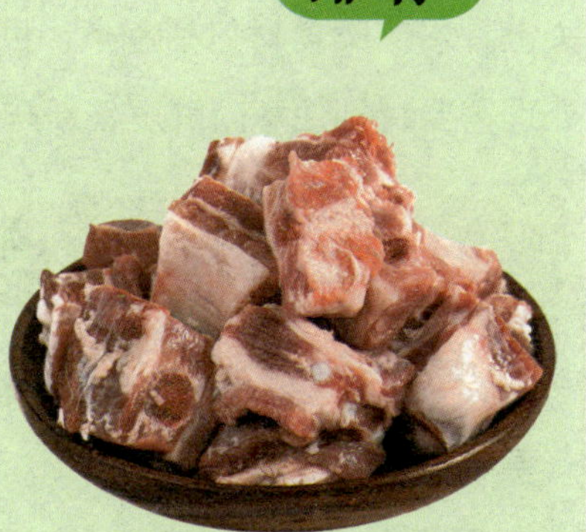

鸡肉

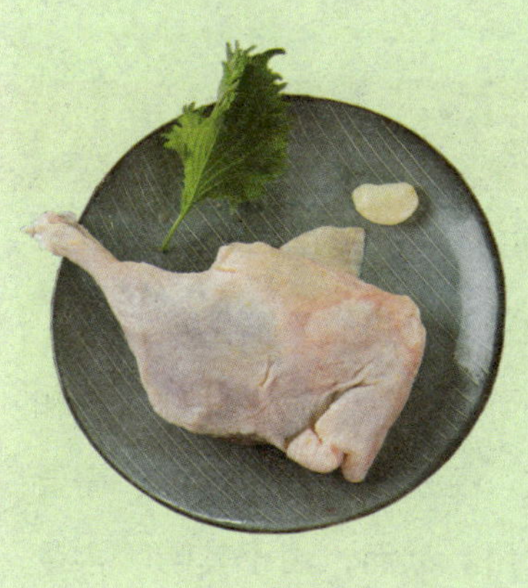

（3）鸡肉。中医认为，鸡肉味甘，性温，具有滋养五脏、补充精气、健脾益气等多种功效，能有效调理面色萎黄、畏寒肢冷、手足冰凉、产妇乳汁不足、月经不调以及体虚乏力等症状。现代医学研究表明，鸡肉中富含蛋白质、多种维生素、牛磺酸以及脂肪等营养成分。因此，鸡肉汤因其营养丰富、香味扑鼻而深受广大民众的喜爱。

水产类：提升汤品的鲜美度

水产类食材能够为汤品增添独特的鲜美风味，是提升汤品档次的关键。水产类食材包括鱼类、贝类以及海参等。水产类食材的选择和处理需要特别注意新鲜度，新鲜的食材才能保证汤品的鲜美和营养。

鲤鱼

（1）鲤鱼。中医认为，鲤鱼味甘，性平，具有健脾利湿、开胃和中、活血通络的作用，适合肾炎水肿、黄疸肝炎、肝硬化腹水、心脏性水肿、营养不良性水肿、脚气浮肿、咳喘者以及妇女妊娠水肿、胎动不安、产后乳汁缺少等人群食用。现代医学也表明，这种食材富含优质蛋白质和多种矿物质，具有降低胆固醇、促进血液循环的功效。

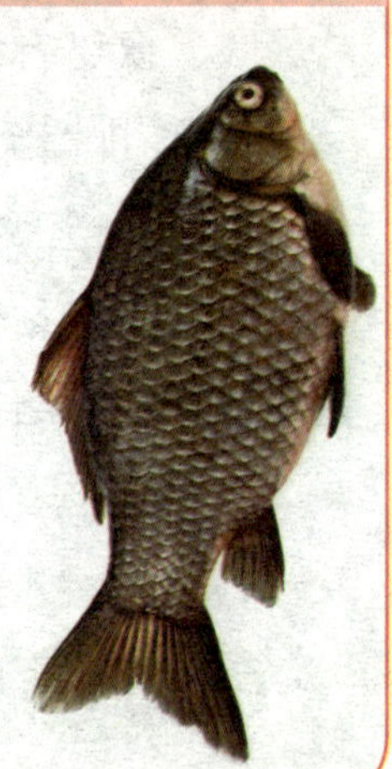

干贝

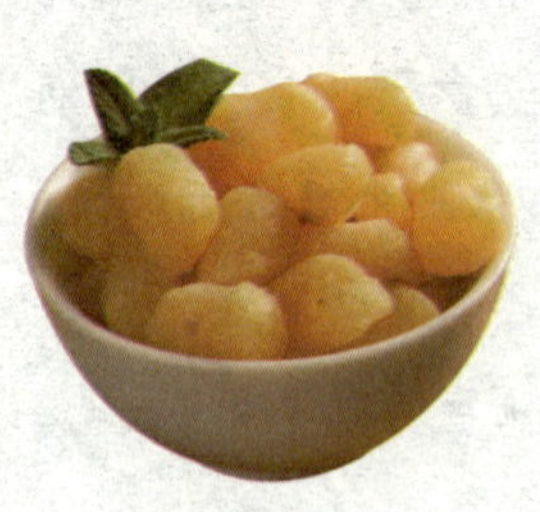

（2）干贝。干贝是扇贝的干制品，是优质蛋白的宝库，含有丰富的氨基酸、牛磺酸和多种矿物质。具有滋阴补肾、和胃调中的功效，特别适合体质虚弱、需要滋补的人群食用。然而，由于其嘌呤含量较高，痛风患者应谨慎食用。

海参

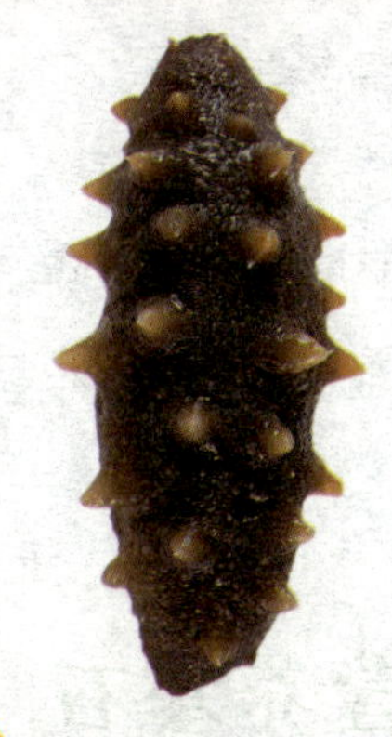

（3）海参。海参因其高营养和药用价值而被称为“海洋人参”。其肉质鲜嫩，富含蛋白质、矿物质和多种活性成分。能够有效改善疲劳、增强免疫力，调节身体机能，增强体力，提高抗疲劳能力。有助于降低血脂，预防高胆固醇、高血脂等心血管疾病。特别适合体质虚弱者、中老年人群、亚健康状态者以及高强度工作者食用。

蔬菜类：平衡营养与口感

蔬菜类食材不仅能够平衡汤品的营养，还能调节口感，增加汤品的层次感。蔬菜类食材包括根茎类、叶菜类、菌菇类。蔬菜类食材的选择除了要注意品类的搭配，还需要特别注意新鲜度，因为新鲜的蔬菜才能保证汤品的口感和营养。

白萝卜

（1）白萝卜。白萝卜味甘、辛，性微凉。具有生津止渴、健胃消食、润肺止咳等多种功效。现代医学研究指出，它富含多种维生素、氨基酸、葡萄糖、蔗糖，以及钙、磷、铁等矿物质及木质素，可软化血管、降血脂、稳定血压和抗癌。

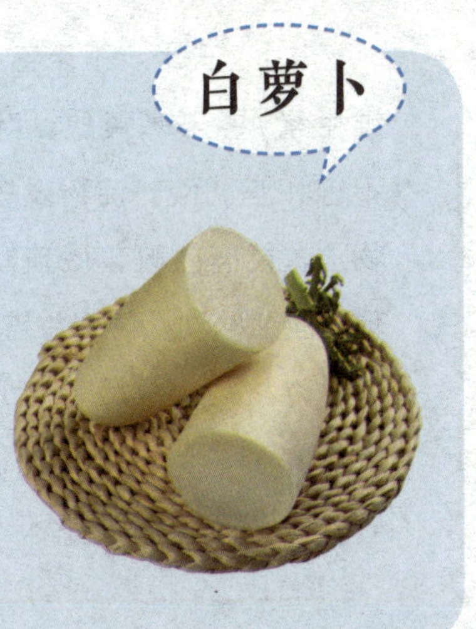

香菇

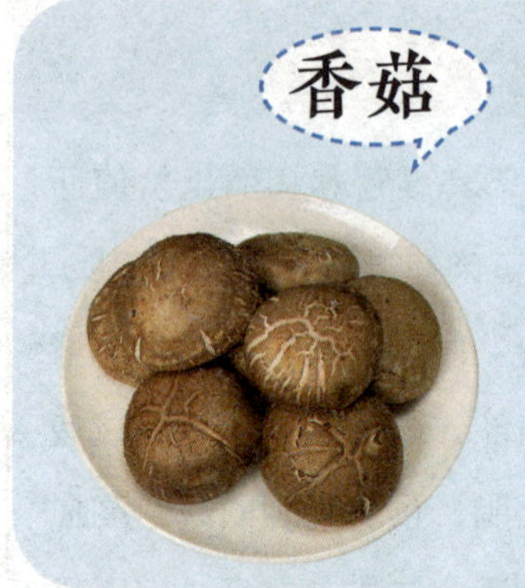

（2）香菇。香菇素有“菜中之魁”的美称。因为它不但富含蛋白质、多种酶、维生素和钙、磷、铁、钾等矿物质，而且热量低、脂肪少。具有降血压、降胆固醇、增强抵抗力、防癌抗癌的作用。

谷物与豆制品类：煲汤中的营养基石

谷物与豆制品类食材不仅是日常饮食的主食来源，更是煲汤文化中不可或缺的经典食材。比如玉米、豆腐等，不仅能够增加汤品的营养价值，还能赋予汤品独特的口感和风味。

玉米

（1）玉米。玉米富含膳食纤维、维生素A、玉米黄质、叶黄素、不饱和脂肪酸、淀粉及多种矿物质，能有效改善肠胃功能，促进肠道蠕动，健脾益胃，并具有防癌抗癌、延缓衰老的作用，且能对抗眼睛老化。可防治便秘、消化不良、动脉硬化、冠心病、心肌梗死及血液循环障碍等多种疾病。

豆腐

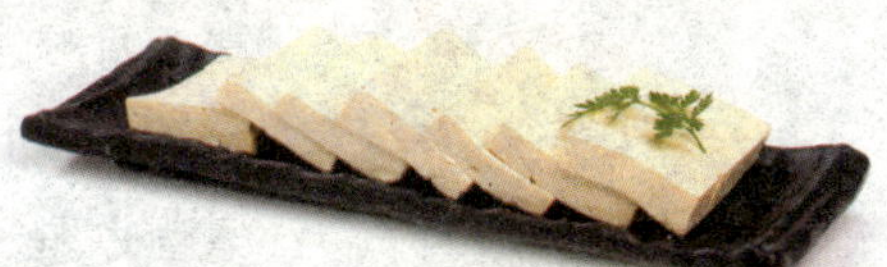

（2）豆腐。中医认为，豆腐味甘、咸，性凉，具有清热生津、补虚润燥、宽中益气等功效。现代医学研究表明，它富含蛋白质和多种维生素、卵磷脂、钙、铁等，营养价值非常高，且具有热量低、容易吸收的特点，很适合糖尿病、肥胖症等患者食用。儿童、老年人和脾胃虚弱的人群也可以常食。

药食同源类：养生汤品的灵魂

药食同源食材是养生汤品的核心，能够赋予汤品特殊的保健功效。药食同源食材包括滋补类、草本类等。药食同源食材的选择和使用需要特别注意用量和搭配，适量的食材才能保证汤品的保健效果。

枸杞

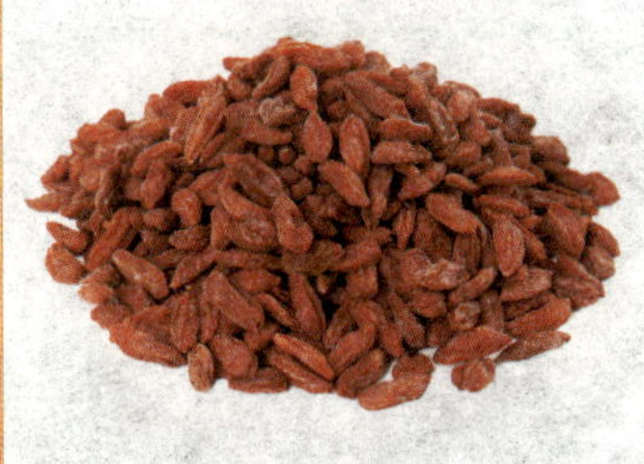

（1）枸杞。枸杞味甘，性平，是一种滋阴药。能够滋补肝肾、益精明目，素有“明眼子”的美称。经常食用不仅能促进血液循环、延缓衰老，还对腰膝酸痛、目昏不明、虚劳精亏、内热消渴、阳痿、遗精等症有辅助治疗的作用。

人参

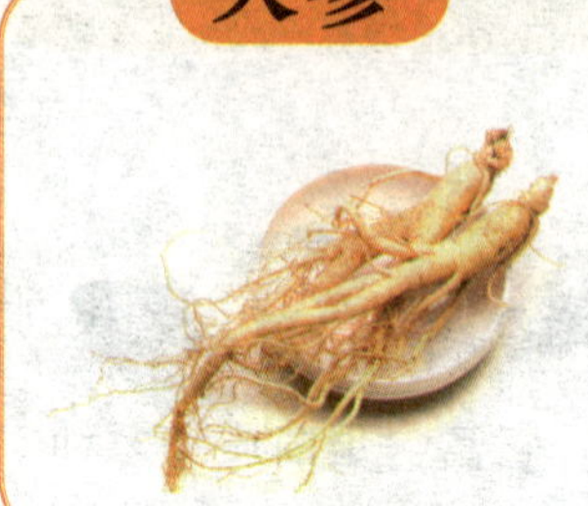

（2）人参。人参味甘、微苦，性微温，具有大补元气、生津止渴、安神益智以及补脾益肺等多种功效。在治疗气虚欲脱、津伤口渴、心力衰竭、心神不宁、失眠多梦等症状方面效果显著。

新手也能复刻的煲汤秘诀

都说“细节决定成败”，煲一锅好汤也有很多讲究。因此，不仅要有耐心，而且事前一定要将煲汤攻略做全，严格按照步骤来操作。

准备食材

干香菇、干木耳等干货，需要提前泡发、洗净，这样营养才能在汤中释放，被人体吸收。一些猪、牛、羊等肉类和带骨的食材，需先用冷水浸泡约1小时，以去除血水、杂质，让肉质松软。然后在沸水中汆烫，撇去浮沫，捞出用清水清洗，以清除剩下的血水、膻腥味和部分脂肪，这样做出来的汤品才会滋味鲜美、清而不浊，

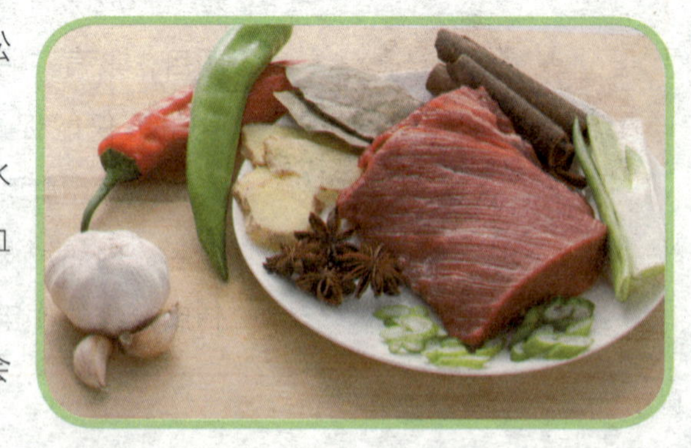

不过分油腻。

了解食材入锅顺序

因为各种食材的密度不同，有的容易熟，有的则需要久炖一些。所以，应先放不易熟的食材，后放容易熟的食材。一般的操作步骤是，先放肉类入锅，再加姜、料酒等调料，待肉汤的滋味出来后，再按“先硬后软”的顺序放蔬菜和其他食材，比如先放冬瓜，再放粉条，然后放豆腐等。盐、味精、香油等调味料最后放，以免破坏汤的原汁原味。

控制水量

一碗好汤不仅需要优质的食材，更需要恰到好处的水量。水量控制是煲汤过程中最容易被忽视却又至关重要的环节，它直接影响着汤品的口感、营养和风味。

控制水量的关键在于“一次加足，中途不添”。一般来说，加水量应以没过所有食材为佳，大约为所需汤量的 1.5 倍。当然，对于不同食材，水量也需要相应调整：瘦肉、禽类可适当减少水量，而骨头类食材则需要增加水量。要一次性加够，中途不能加水。因为肉类食材遇冷会收缩，使蛋白质不易溶解，直接破坏汤的口味，即使加热水也会使汤的味道打折扣。

掌握火候与时间

煲汤的火候，一般可以分为大火（又称武火）、中火和小火（又称文火）三种。大火用于快速煮沸，以激发食材表面的香味和杂质，这也是汤色变得清澈的关键步骤；中火一般用于稳定加热，作用是让食材内部的味道缓缓渗出，使汤体逐渐浓郁；小火是慢炖的关键，它能以最“温柔”的方式，让食材中的精华在“不知不觉”中融入汤里，达到汤醇味美的境界。

此外，不同的食材，对火候的要求各不相同。煲汤时，需根据食材特性，灵活调整火候，方能达到食材与火候的完美融合。一碗好汤，往往需要数小时的慢炖，甚至更久。在这个过程中，火候的细微变化，都会影响到汤的最终品质。

汤香四溢，锅具功不可没

俗话说，工欲善其事，必先利其器，煲汤也是如此。如果想成功煲出一锅好汤，首先就要选择合适的煲汤器具。一个好的煲汤器具可以使食材的鲜味相互融合，使精华都溶到汤里面，进而煲出一锅色香味俱佳的好汤。生活中最常见的煲汤器具有砂锅、瓦罐、高压锅以及炖盅。

砂锅

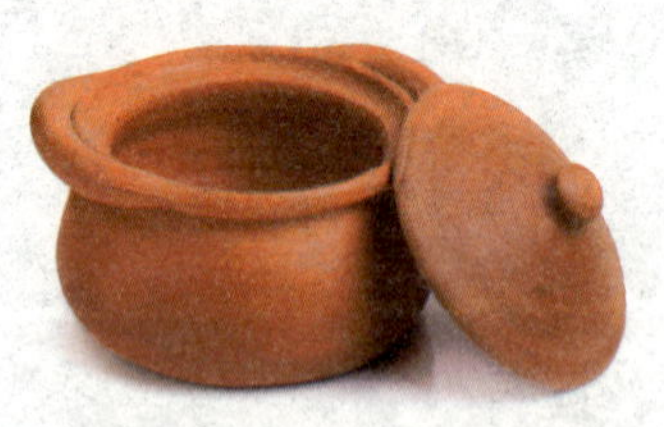

传统砂锅是由石英、长石、黏土等不易导热的混合物烧制而成的，通气性、吸附性好，导热均匀，散热慢。近年来人们对传统砂锅进行了改善，制作出了比传统砂锅更耐高温的砂锅，使其更具实用性。砂锅可以均衡而持久地将外界的热能传递到内部，在相对平衡的温度下，使水分子和食物更好地相互渗透，从而使煲出的汤更香、更鲜，使食材被煨得更加酥烂。

煲汤时要挑选质地细腻、内壁洁白的砂锅，千万不能使用劣质砂锅。因为劣质砂锅中含有铅，如果用这样的砂锅煮酸性食物，铅就会溶解到汤里，不利于身体健康。

新买的砂锅要先用它煮米汤，这样可以使砂锅的微小缝隙被米汤里的成分填实，使砂锅不易炸裂。如果砂锅长期放置不用，要用报纸将其包好，还可以在里面放两块炭，这样不仅可以避免砂锅受潮，而且可以保证砂锅没有异味。

瓦罐

瓦罐和砂锅一样，都是由石英、长石、黏土等不易导热的混合物烧制而成，二者之间的区别在于烧制瓦罐的温度要更高。所以和砂锅相比，瓦罐的耐热性和耐冷性都要更强。

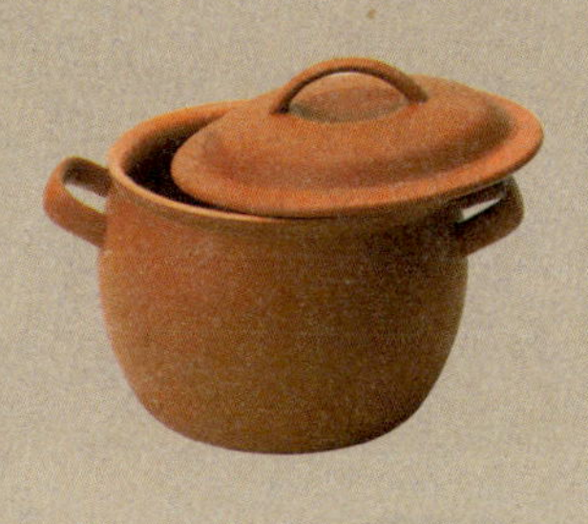

和砂锅相比，瓦罐从外观上看，要显得更加专业，而且用瓦罐煲汤，要更加正宗，因为瓦罐是一种专门用来煲汤的器具。如果是煲鲜汤，最好的选择就是陈年瓦罐。

使用瓦罐时，一定要注意不要将刚煲过汤的瓦罐直接放在瓷砖上或者大理石上，因为如果温差太大，会造成瓦罐炸裂。使用瓦罐后要先让瓦罐自己慢慢冷却，等锅身不烫手的时候再进行清洗。

高压锅

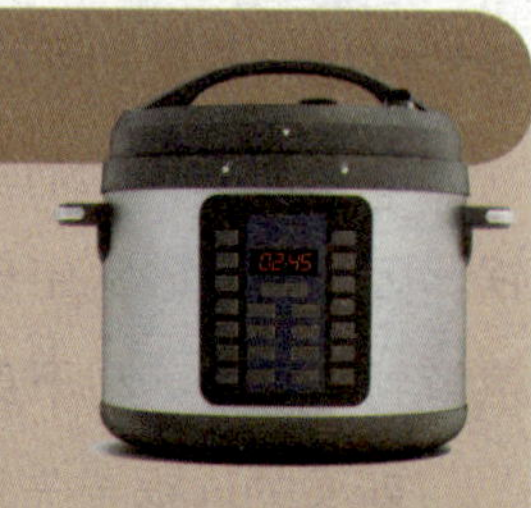

高压锅能在很短的时间内把汤煮好，省火省时，又不破坏食材的营养，适合煮质地韧性、不易煮软的食材，如鸡、排骨等。但其煲汤速度快，食材融入汤内的时间不足，味道较寡淡，不如用砂锅煲出的汤味美。因此，汤煲好后，可打开锅盖再煲 10~20 分钟，使汤汁更浓稠些。使用高压锅时，要注意正确操作和定期维护。使用前要检查锅体和密封圈是否完好，确保没有裂纹或损坏。食物和液体的总量不应超过锅体容量的 2/3，易膨胀食物则不超过 1/2，同时要保证有足够的水或液体，避免干烧。关闭锅盖时，需对齐标记并确认完全锁定，防止漏气。烹饪结束后，应自然冷却或手动泄压，切勿直接打开锅盖。每次使用后要彻底清洁，尤其是密封圈和排气阀，并定期检查这些部件，及时更换损坏的零件。

炖盅

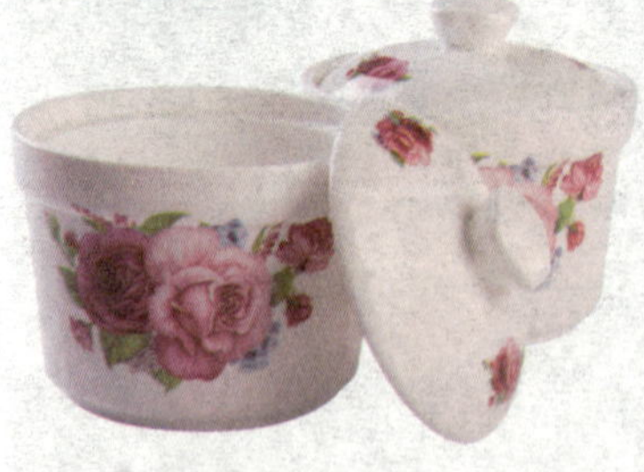

炖盅要隔水炖，放入大锅中，用隔水加热的方式将炖盅里的食物煲熟，盅里面则是原汤、原食、原味。用这种方法做出来的汤，能最大限度地锁住香味、水分、营养，味道醇厚香浓。炖盅容量小，一人一盅很合适。当然，如能一次用几个炖盅炖出几种不同的汤来，一家人各取所需，则滋味无穷。但炖盅炖汤比砂锅、瓦罐煲汤所花费的时间要长一些。

使用炖盅时，需注意选择合适的材质和尺寸，确保其耐高温且无毒，并根据食材量和炖锅大小进行匹配。放置炖盅时要平稳，炖锅中的水位应达到炖盅高度的1/2到2/3，防止干烧。取放炖盅时需使用防烫工具，避免烫伤，同时注意不要让炖盅骤冷骤热，以防破裂。使用后应及时清洗，避免食物残渣残留，并妥善保养，防止霉菌滋生。

鲜香升级，调料来助力

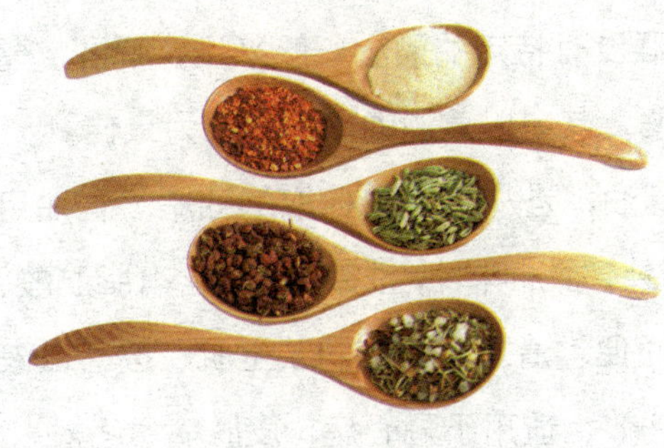

有些用于煲汤的食材本身味道不甚令人喜欢，比如鱼虾的腥味、牛羊肉的膻味等。选用这些食材煲汤，除了要事先处理外，还可适当添加一些调料，来去腥膻和增香，使汤更加鲜美。

（1）葱味辛、性温，能通阳活血、驱虫解毒、发汗解表。在北方，大葱是主流，作为调料使用能增添菜肴的口感与风味；而南方则多产小葱，亦称香葱，用作调料时能为菜肴增加色香味。

（2）生姜是煲汤中常用的去腥增香调料，它味辛、性温，有发汗解表、温中止呕、温肺止咳等功效。用作调料时，可使菜肴增味添香。生姜特有的辛辣味还能刺激食欲。

（3）蒜味辛、性温，含有维生素、氨基酸、微量元素、大蒜素等，被誉为“天然抗生素”，有解毒、杀虫、散寒化湿、暖脾胃等功效，适用于风寒感冒、腹泻等症状。蒜用作调料，可提高食物的口感和风味，使菜肴更加美味可口。

（4）盐是最基础的调料，能够提升汤的咸鲜味，平衡其他调料的味道。盐中的钠离子有助于维持体内电解质平衡，但过量摄入可能导致高血压等问题，因此需适量使用。

（5）胡椒能为汤增添辛辣感，同时去腥增香。具有温中散寒、促进消化的作用，适合胃寒腹痛、食欲不振者食用。

（6）八角是八角树的果实，学名叫八角茴香，为常用调料。八角能除肉中臭气，使之重新添香，故又名大茴香。

（7）料酒的作用是给汤去腥，和使鱼类、肉类、贝类溶解一部分油脂，让汤品更加鲜美。料酒没有特定的酒。一般来说，啤酒、葡萄酒、黄酒、白酒均可用作料酒，其中以黄酒的烹饪效果为最佳。

（8）香油又叫芝麻油、麻油，是从芝麻中榨取的油脂。香油用作调料，可去腥臊而生奇香。另外，香油味甘，性微寒，且含有脂肪酸、维生素 E 等营养元素，有润肠通便、清热解毒、润肤生肌、改善血液循环、延缓衰老、强筋健骨等功效，适用于冠心病、皮肤病患者。

（9）醋是一种发酵的酸味液态调料，以含淀粉类的粮食（高粱、黄米、糯米、籼米等）为主料，谷糠、稻皮等为辅料，经过发酵酿造而成。醋在烹调中为主要的调料之一，以酸味为主，且有芳香味，用途较广，是糖醋味菜肴的主要原料。比较著名的品种有江苏镇江的香醋和山西的老陈醋等，常用于熘菜、拌菜及腥味较重的菜肴。

（10）味精的主要成分为谷氨酸钠，且易溶于水，能增加汤品的鲜味，起到增进食欲的作用。

（11）鸡精的主要原料是鸡肉粉、味精和食用盐等，它的加入不仅可以给汤品提味增鲜，还能解腻、促进食欲、补充营养物质等。

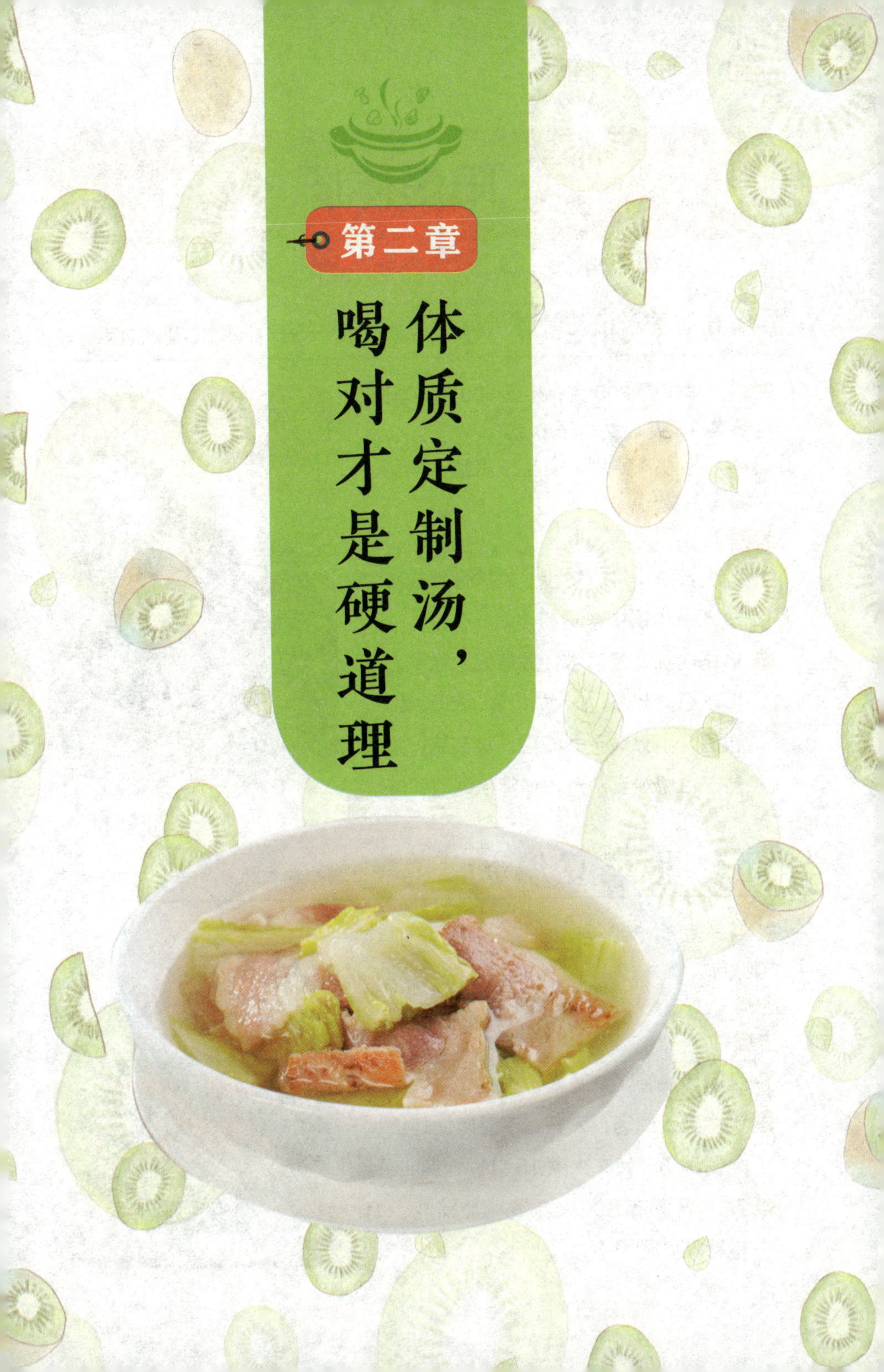

第二章

体质定制汤，喝对才是硬道理

·阳虚体质·

参归羊排芸豆汤

此汤具有助元阳、补体虚、益精血等功效。

主料 羊排骨300克，芸豆100克，当归、党参各15克，女贞子5克

配料 葱段、姜片、食盐、鸡精、料酒、白糖各适量

步骤

1. 芸豆择洗干净，切段；羊排骨剁成段，放入沸水锅中汆透捞出。
2. 砂锅内加适量清水，放当归、党参、女贞子小火熬浓，加入羊排骨、葱段、姜片、料酒，小火炖至九成烂，放芸豆，加食盐、白糖炖至熟透，加鸡精调匀即成。

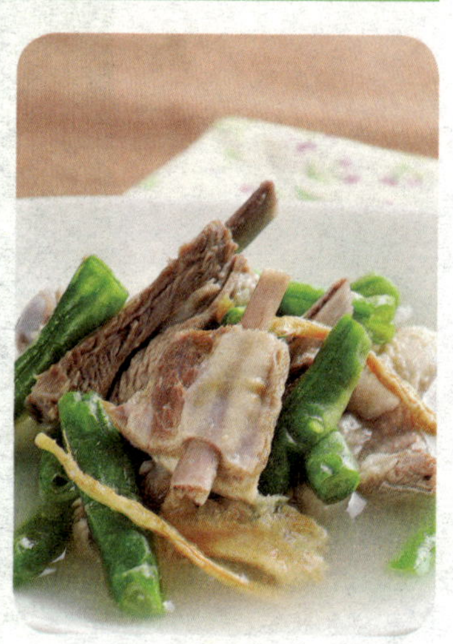

虾仁韭菜豆腐汤

此汤具有温阳驱散、健脾益肾等功效。

主料 豆腐300克，韭菜50克，虾仁100克

配料 鸡汤、精盐、胡椒粉各适量

步骤

1. 豆腐切块，韭菜洗净切末，虾仁洗净。
2. 锅中注入鸡汤，煮开，下豆腐、虾仁，煮到沸腾，转文火煮15分钟，加韭菜。
3. 改大火煮沸后关火，最后加精盐、胡椒粉调味即可。

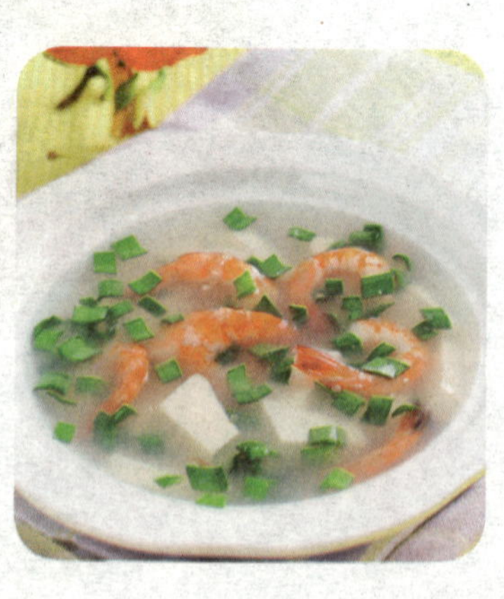

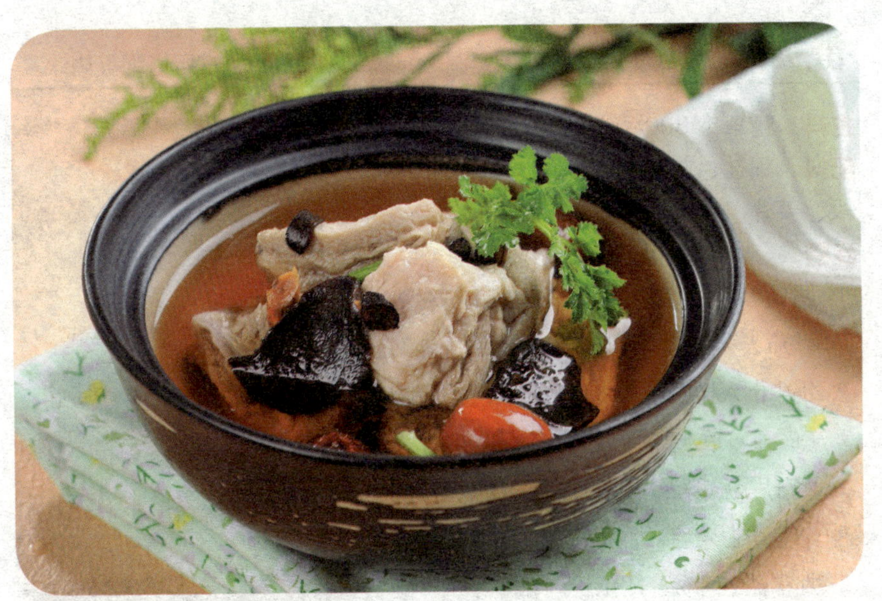

桂枝羊肉煲

此汤具有温阳散寒、养血安神、活血通络等功效。

主料 羊排 100 克，桂枝 10 克

配料 香菜、木耳、红枣各少许，姜、葱、蒜、料酒、植物油、八角、花椒、酱油、盐、味精各适量

步骤

1. 羊排切块，桂枝切段，木耳泡发撕片，姜切块，蒜切片，红枣、香菜分别洗净，葱切段。
2. 锅中添水，下入葱段、姜块，大火煮沸后倒入羊排，加料酒，待羊肉汆至变色捞出，用凉水冲一下，控干水分备用。
3. 锅置火上，倒入植物油烧热，八成热时下姜块、蒜片爆香，倒入羊排翻炒，加酱油、盐、味精调味，炒至羊肉全部上色后盛出备用。
4. 取砂锅，倒入植物油烧热，下姜块爆香，倒入羊肉和适量清水，以大火煮沸，加桂枝、红枣、木耳、八角、花椒，转小火慢炖 90 分钟，出锅前撒少许香菜即可。

番茄鳝鱼汤

此汤有温阳健脾、滋补肝肾、祛风通络等功效。

主料 鳝鱼肉 300 克，番茄 260 克

配料 精盐、胡椒粉、料酒、橄榄油、葱段、姜片、鸡精各适量

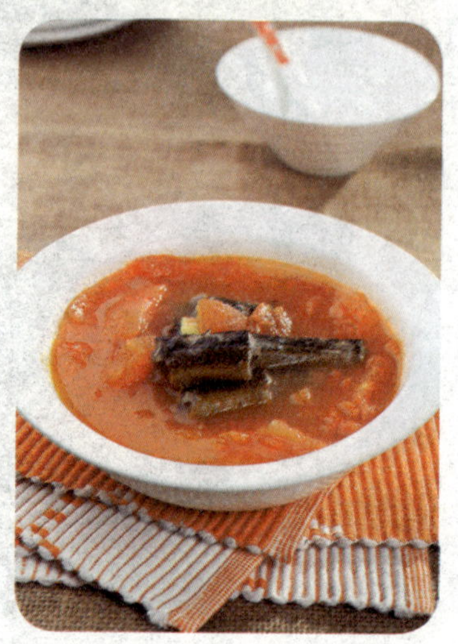

步骤

1. 将鳝鱼去头和内脏，洗净切段备用；番茄去蒂洗净，剥皮切块备用。
2. 锅中倒入橄榄油，烧至五成热，放入鳝鱼煎一下；放入姜片、葱段、料酒，加清水，水开后撇去浮沫，把汤倒入炖锅中煮 1 小时。
3. 汤呈奶白色后，加入番茄块，炖 10 分钟，加精盐、鸡精、胡椒粉调味即可。

原蒸五元羊肉汤

本汤可预防肾阳不足等疾病的发生。

主料 带皮羊肋条肉 1 千克

配料 枸杞、桂皮、去皮荔枝、桂圆、红枣、干辣椒、莲子、葱、姜、料酒、猪油、大曲酒、精盐、味精、胡椒粉、大蒜、蜂蜜、清汤、鸡油、青豌豆各适量

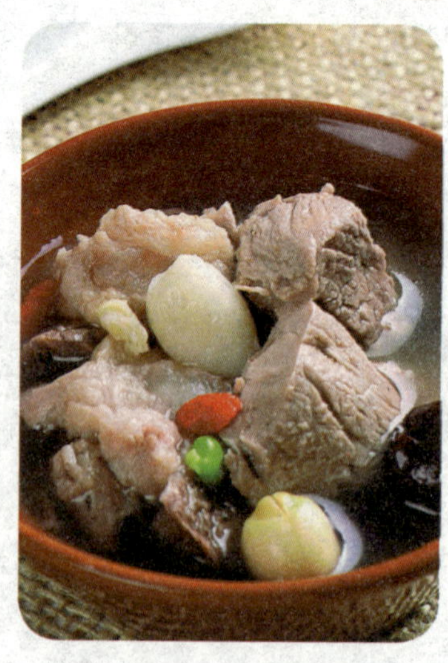

步骤

1. 带皮羊肋条肉洗净，放入冷水中略煮，入砂锅，加葱、姜、大曲酒、桂皮、干辣椒、水，小火煨到八成熟，取出切块。
2. 将切好的肉放进猪油锅中煸出香味，烹料酒，装入汤盅内，放其余配料和原汤，上笼蒸熟即可。

·气虚体质·

酸汤鱼腰

此汤可健脾补气、温中暖胃。

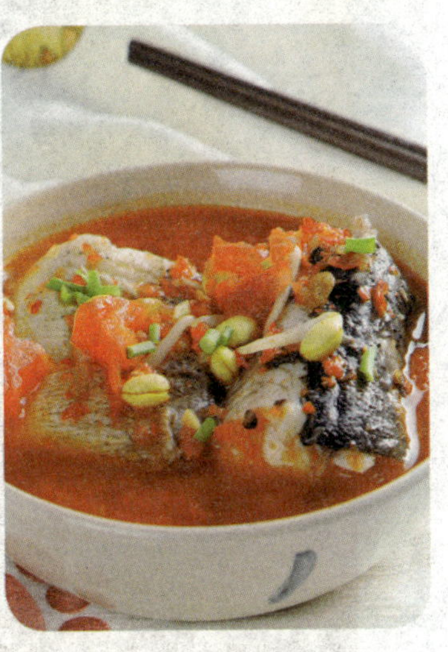

主料 鲢鱼肉、黄豆芽、西红柿各适量

配料 盐、味精、白糖、醋、料酒、葱末、姜末、蒜末、胡椒粉、花生油、泡椒、番茄酱、高汤各适量

步骤

1. 鱼肉切块；西红柿洗净，切块。
2. 锅中放花生油烧热，下葱末、姜末、蒜末爆香，下入番茄酱、西红柿略炒，加泡椒及高汤，加入鱼块、黄豆芽，小火炖熟后，放盐、味精、白糖、醋、料酒、胡椒粉调味即可。

党参牛排汤

此汤具有健肺、补中益气等功效。

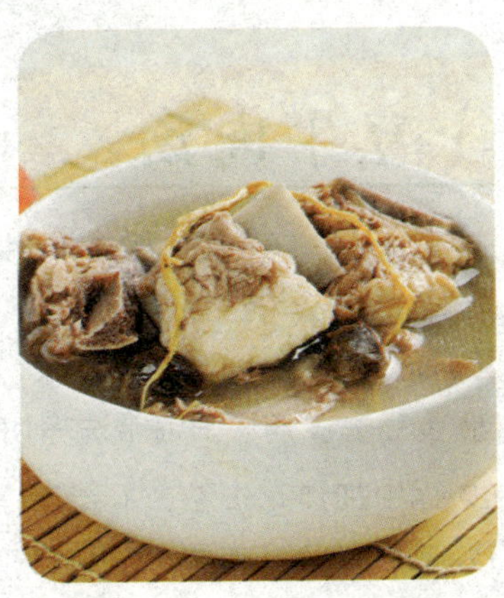

主料 牛排 100 克，党参、桂圆肉各 20 克

配料 姜块、盐各少许

步骤

1. 牛排洗净，切块，入沸水锅中氽透捞出。
2. 党参、桂圆肉分别洗净，姜块切片。
3. 将上述食材放入锅内，加入清水，先用武火煮沸，再改文火煲 3 小时，放适量盐调味即可。

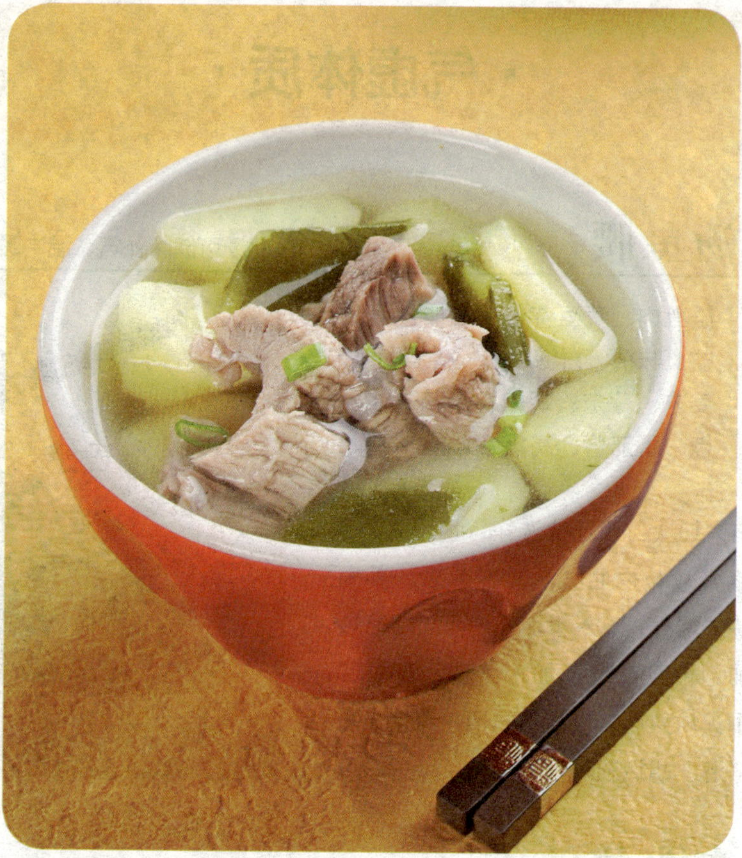

土豆牛肉汤

此汤具有健脾益气、改善气虚状态等功效。

主料 土豆 150 克，嫩牛肉 100 克，海带少许

配料 生姜、花生油、葱、盐、味精、胡椒粉、清汤各适量

步骤

1. 土豆去皮切块，海带洗净切片，嫩牛肉洗净切块，生姜、葱切末。
2. 锅中加热花生油，下姜末爆香，倒入清汤，下入土豆、海带，以中火煮 10 分钟。再下入嫩牛肉，加盐、胡椒粉、味精调味，煮熟撒葱末即成。

·痰湿体质·

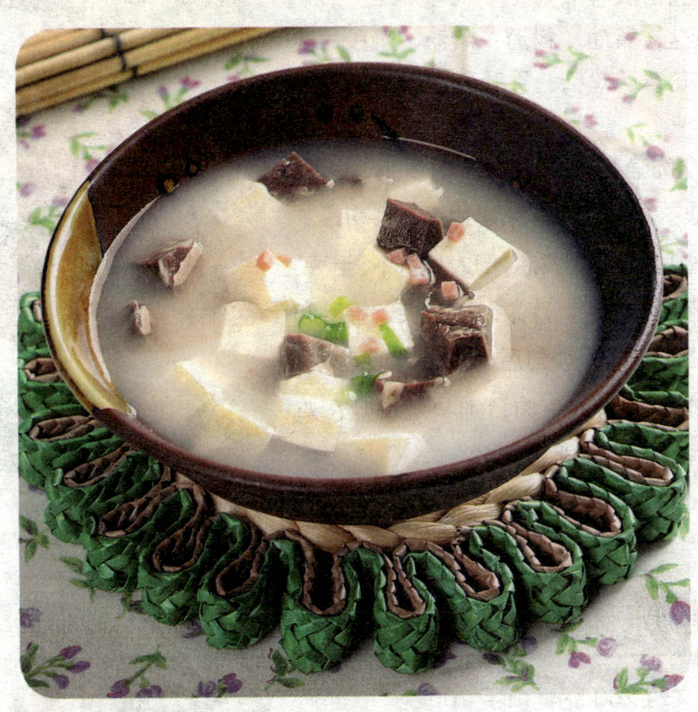

猪肺豆腐汤

此汤具有补肺润燥、止咳化痰、补虚损等功效。

主料 豆腐 300 克，猪肺 200 克，火腿 25 克

配料 葱、姜、精盐、味精、料酒、鲜汤、猪油各适量

步骤

1. 猪肺洗净，切成小块；葱洗净，切花；姜切末；火腿去皮切末；豆腐切块。
2. 猪肺煮熟，净锅添入清水，煮沸后放入豆腐块，然后捞出放入凉水中浸凉。
3. 锅置火上，倒入猪油，烧热后加入鲜汤、猪肺、豆腐、精盐、味精、料酒、姜末，盖锅盖烧煮，待汤汁乳白时撒上葱花、火腿末，出锅即可。

红汤牛肉

此汤具有化痰息风、止渴止涎、补中益气等功效。

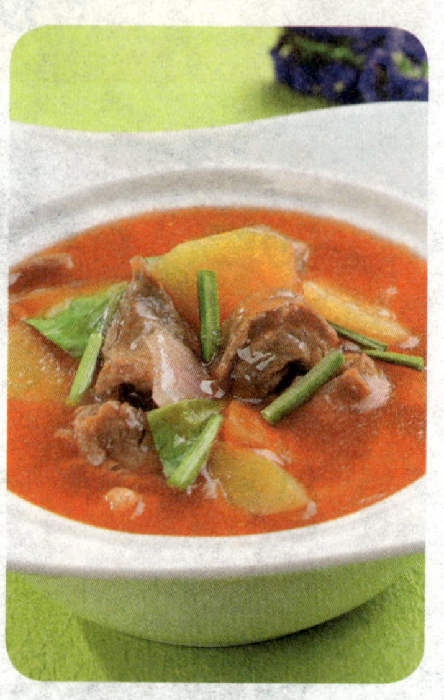

主料 牛肉500克，胡萝卜、洋葱、土豆、芹菜、圆白菜各适量

配料 盐、黄油、料酒、清汤、葱段、姜片、番茄酱、鸡精、香叶各适量

步骤

1. 牛肉洗净切块，汆水；胡萝卜、土豆切块；洋葱、圆白菜切片；芹菜切段。
2. 锅置火上，加入黄油，倒入胡萝卜、土豆、洋葱、圆白菜、芹菜、葱、姜、香叶和番茄酱翻炒，炒匀后倒入清汤焖煮。
3. 八成熟时倒入牛肉，加料酒、盐、鸡精调味，煮熟即可。

芋头炖文蛤

此汤具有清肺化痰、软坚散结、敛疮收湿等功效。

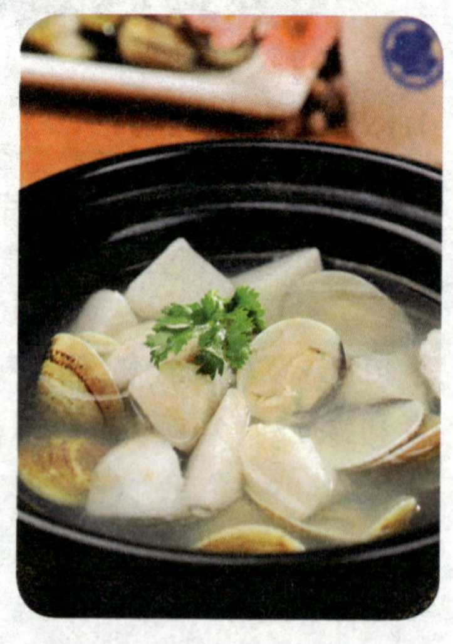

主料 文蛤250克，山芋200克

配料 姜汁20克，精盐5克，香菜段、高汤、料酒各适量

步骤

1. 文蛤用冷水淘洗几次，放入清水中静置2小时，待吐净泥沙备用；山芋洗净，切块备用。
2. 锅中倒入高汤，大火煮开，放入山芋块，再放入文蛤，加姜汁、精盐、料酒调味，加盖，中火炖煮至熟，出锅撒上香菜段即成。

·湿热体质·

老鸭芡实汤

此汤具有补阴益血、益肾固精、清热祛湿等功效。

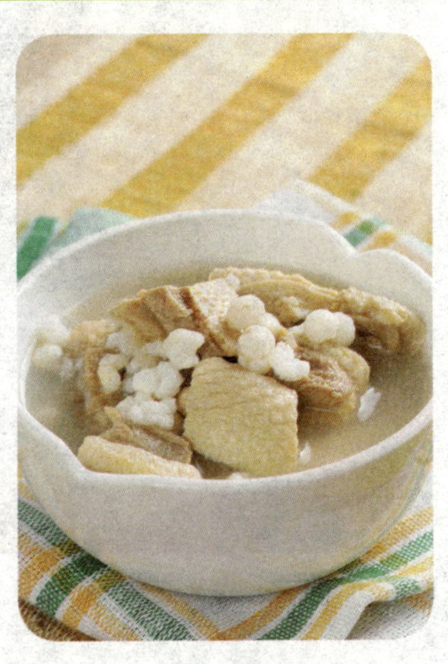

主料　鸭1只，芡实30克

配料　姜、精盐各适量

步骤

1. 老鸭除内脏后洗净，去除鸭头、鸭尾、肥油，切块，用清水漂洗干净，将水沥干；芡实洗净，用清水浸泡3~4小时后捞出；姜去皮切片。
2. 锅中倒入清水，下鸭块、姜片、芡实，盖上锅盖以大火煮沸，然后转小火继续煲约2小时。
3. 出锅前加精盐调味，拣去姜片即可。

培根白菜汤

此汤具有健脾、清热解毒、利尿通便等功效。

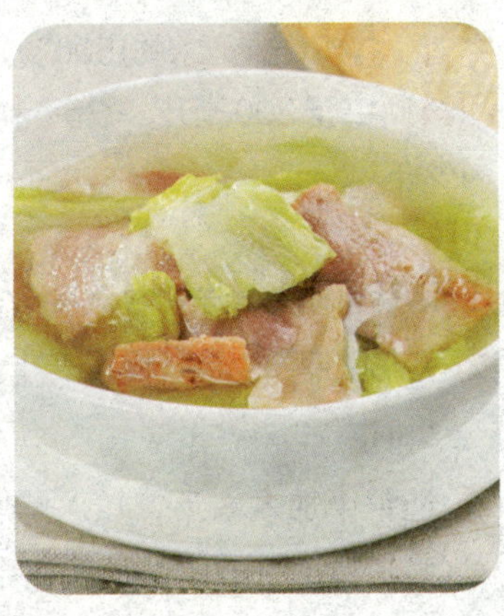

主料　培根300克，白菜叶200克

配料　高汤、鸡油、盐、味精各适量

步骤

1. 将白菜叶洗净，切成3厘米长的片，用沸水稍烫，捞出控水；培根洗净，切片。
2. 锅内加入高汤、培根、白菜片、盐，烧沸，撇去浮沫，待白菜软时加入味精，淋上鸡油，盛入汤碗中即可。

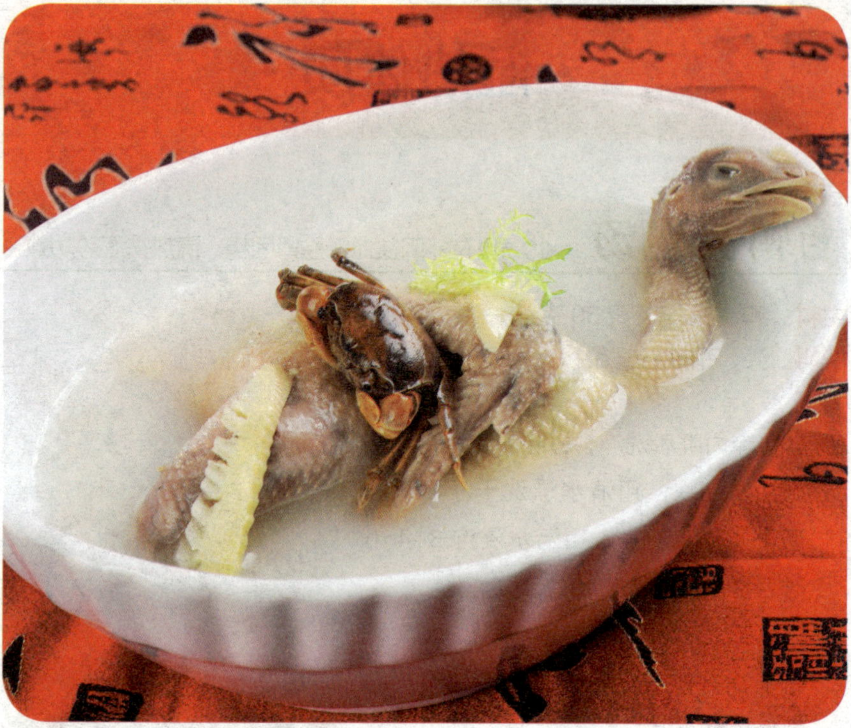

醉蟹炖鸡

此汤具有补益气血、清热解毒、利湿退黄等功效。

主料 净鸡(已处理好的)500克，螃蟹200克

配料 高汤300毫升，冬笋、糖、精盐、蒜汁、花雕酒、生抽、姜汁各适量，苦菊少许

步骤

1. 活螃蟹处理干净，放进冷冻室冻死后，再晾干；冬笋削皮，切片。
2. 将花雕酒、生抽、糖、姜汁、蒜汁、精盐放在一起调匀，倒入螃蟹浸泡24小时。
3. 炖锅中加入高汤，放入调好的调料后，把鸡、冬笋片放入锅中煮沸，再把浸泡好的螃蟹放入锅中炖熟，然后盛入碗中，点缀上苦菊即成。

·阴虚体质·

花生乌鱼汤

此汤具有补气养阴、益精血、补虚损等功效。

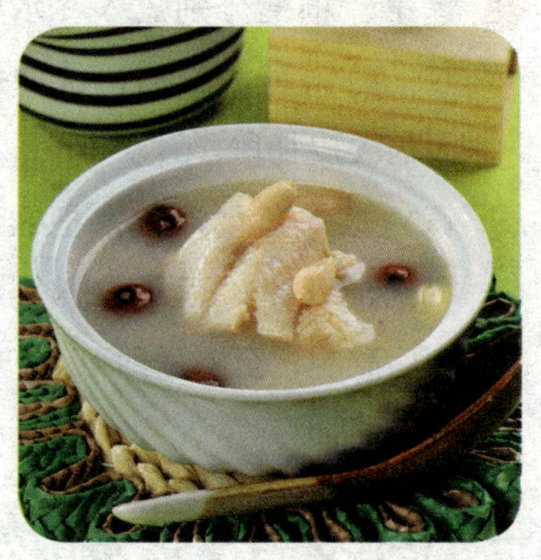

主料 乌鱼 300 克，花生仁 150 克

配料 精盐、味精、红枣各适量

步骤

1. 乌鱼去皮、内脏，洗净，放入煲内煮 5 分钟，取出洗净。
2. 洗煲，重新添水，将乌鱼、花生和红枣放入煲内，用文火煮 2 小时，加入精盐、味精调味即成。

黄瑶兔肉汤

此汤具有滋阴退热、养血和中等功效。

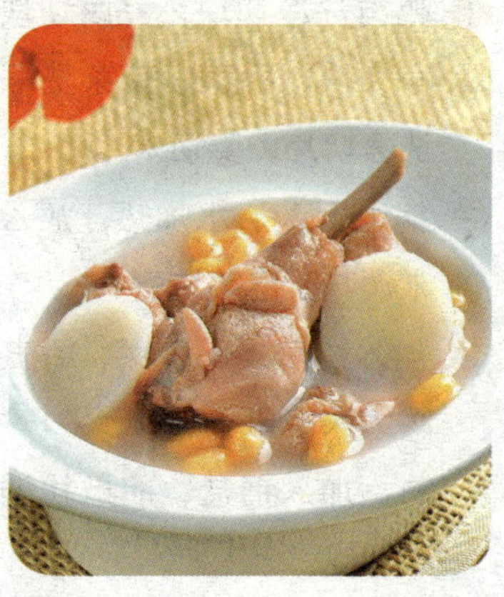

主料 江瑶柱 60 克，黄豆 150 克，兔肉适量

配料 荸荠（去皮）10 个，盐适量

步骤

1. 先将黄豆、荸荠洗净；江瑶柱用清水浸软；兔肉洗净，切块。
2. 把黄豆、荸荠、江瑶柱放入锅内，加适量清水，武火煮沸后放入兔肉，煮沸后再用文火煲 3 小时，用盐调味即可。

银耳枸杞山药汤

此汤具有滋阴润肺、养血安神等功效。

主料 银耳 50 克，枸杞 20 克，山药 150 克，红枣、莲子各 30 克

配料 冰糖适量

步骤

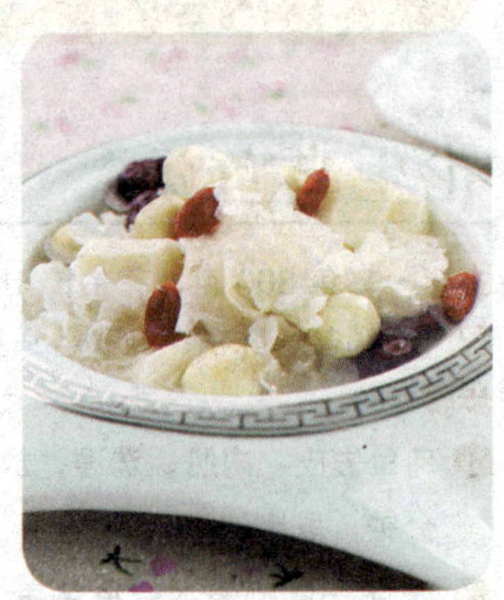

1. 莲子、枸杞分别放入冷水中浸泡 1 小时；将银耳泡发后，洗净撕成小块；山药去皮切段。
2. 锅内放入适量清水，把银耳、枸杞、山药、红枣、莲子放入锅内，加入冰糖后熬制，至熟后即可。

鸭肉萝卜豆腐汤

此汤具有滋阴养胃、清热化痰等功效。

主料 鸭肉 300 克，豆腐 300 克，白萝卜 50 克

配料 香菇、菠菜各 20 克，姜 10 克，胡椒粉、香菜、枸杞、精盐各适量

步骤

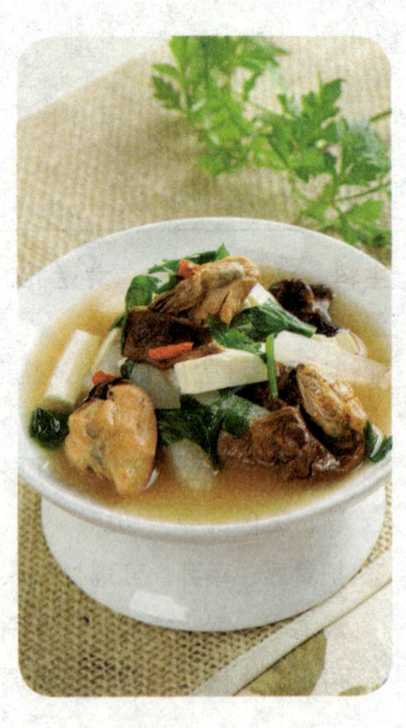

1. 鸭肉洗净切块，豆腐切块，白萝卜洗净切块，香菜、菠菜洗净切段，香菇洗净切片，姜切末。
2. 锅中倒入清水加热，放入鸭肉，用姜末调味，继续炖煮。
3. 加入白萝卜、菠菜、香菇、枸杞、豆腐大火煮开，降低火力煮到鸭肉九成熟，加入精盐、胡椒粉调味，撒上香菜即成。

·瘀血体质·

山楂红枣煲牛肉

此汤有补中益气、活血化瘀等功效。

主料 牛肉300克，山楂30克，红枣40克

配料 姜片、葱段、精盐各适量

步骤

1. 将牛肉洗净后切块；山楂、红枣洗净，山楂去核。
2. 将处理好的牛肉放入瓦煲内，再加入姜片、葱段煲2小时，然后加入山楂、红枣继续煲15分钟，拣去姜片、葱段，加入精盐即成。

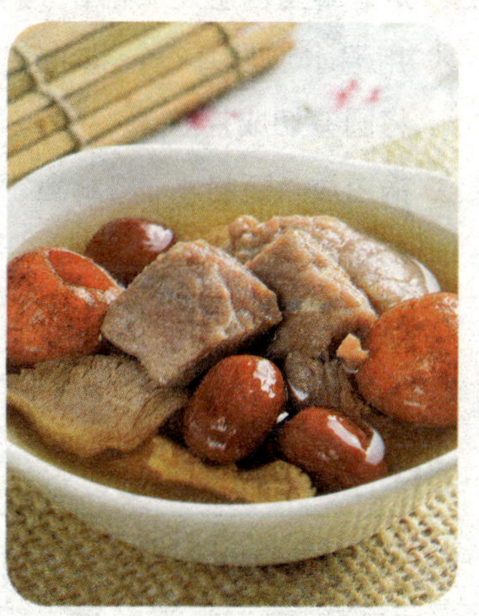

草菇丝瓜汤

此汤具有活血通经、解毒、美白、抗衰老等功效。

主料 草菇6个，丝瓜1根

配料 植物油、盐、姜、蒜、鸡精、胡椒粉各适量，枸杞少许

步骤

1. 草菇洗净切片，丝瓜洗净切片，姜去皮切丝，蒜剥皮切末，枸杞洗净。
2. 锅置火上，倒入植物油烧热，加入蒜末、姜丝爆香，倒入草菇片、丝瓜片翻炒，加入盐调味，添入清水烧煮。
3. 出锅前加入枸杞，用鸡精、胡椒粉调味即成。

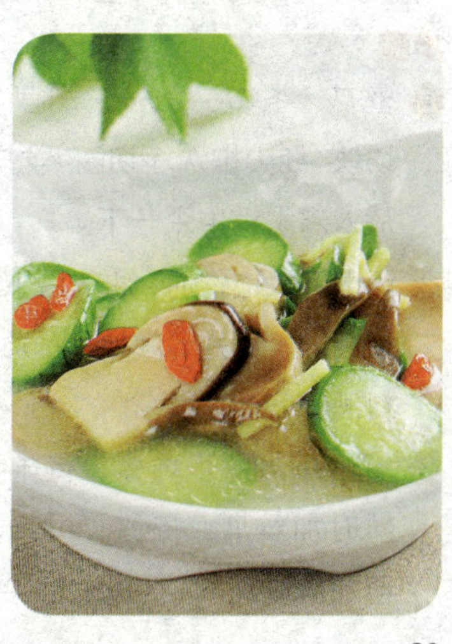

菇笋鲫鱼汤

此汤具有活血通络、温中下气、益气和胃等功效。

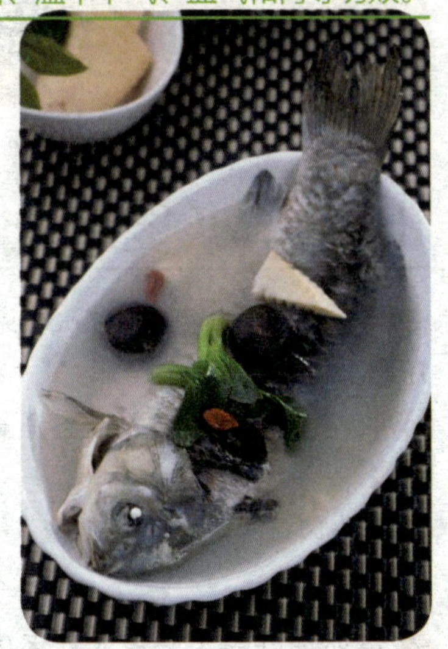

主料 鲫鱼1条，香菇、圆笋各50克，枸杞20克，油菜2棵

配料 食盐、味精各适量

步骤

1. 清理鲫鱼内脏及头部，洗净后备用。
2. 用温水泡发香菇，将油菜择洗干净，将圆笋切成片。
3. 锅内放入适量水，将鲫鱼、香菇、圆笋、枸杞放入锅中一起炖煮，出锅前10分钟放入油菜，至熟后放入食盐、味精调味即可。

养生羊排煲

此汤具有补血温经、活血通络、滋肾益精等功效。

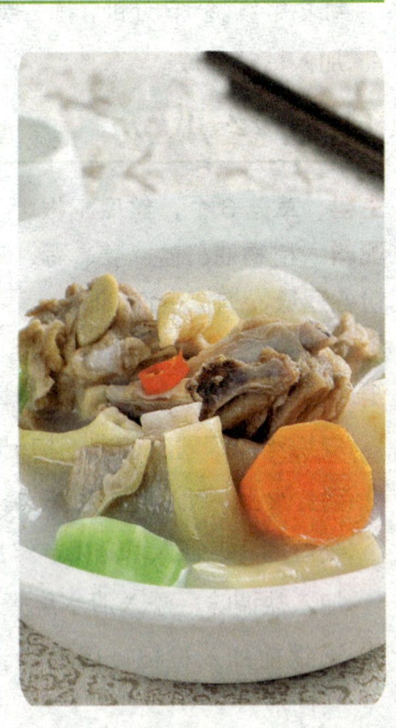

主料 羊排、丝瓜、冬笋、山药、胡萝卜各适量

配料 植物油、葱末、姜片、老抽、八角、花椒水、料酒、盐各适量，红尖椒少许

步骤

1. 丝瓜、冬笋、山药、胡萝卜分别洗净切块；红尖椒洗净切圈；羊排洗净切块，放入沸水锅中汆一下。
2. 锅中倒入植物油，油热后下羊排翻炒，加葱末、姜片、老抽、八角、花椒水、料酒。
3. 锅中添入热水炖煮，待羊排炖至九成熟时加丝瓜、冬笋、山药、胡萝卜，再加盐调味，炖熟撒上红尖椒圈即可。

·气郁体质·

青苹果鲜虾汤

此汤具有补肾壮阳、益心气、解肝郁等功效。

主料　大虾、青苹果各适量

配料　高汤、姜片、精盐、胡椒粉、葱花各适量

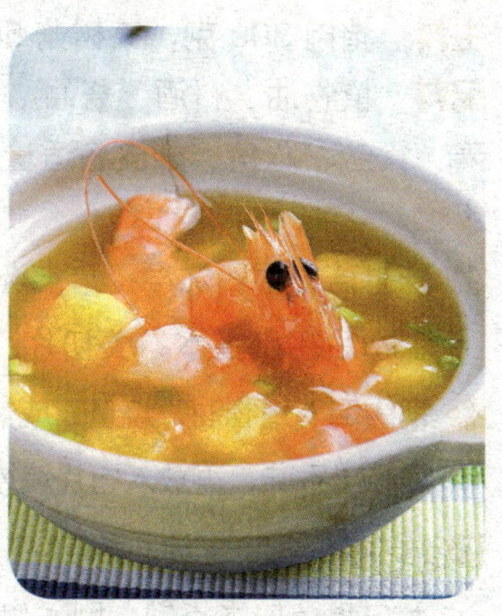

步骤

1. 大虾去壳洗净；青苹果去皮，洗净切块。
2. 锅置火上，倒入高汤，大火煮沸，再放入虾壳、姜片，煮10分钟。
3. 拣出姜片、虾壳，放入青苹果块，加精盐、胡椒粉调味，煮沸后放入大虾，待虾煮至变红时，撒上葱花即成。

陈皮萝卜煮肉圆

此汤具有健脾理气、暖中补虚等功效。

主料　白萝卜、羊肉各适量

配料　陈皮、姜、盐、鸡精、胡椒粉、香菜各适量

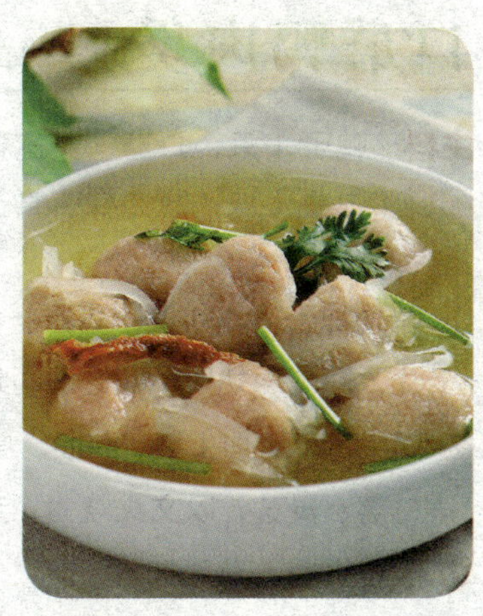

步骤

1. 将羊肉剁成肉馅，加入盐、鸡精搅拌均匀；白萝卜、陈皮均切成丝；姜去皮切末；香菜洗净切段。
2. 萝卜丝入沸水锅中烫熟后捞入碗中，在萝卜汤中加入陈皮、姜末，将肉馅挤成丸子入锅，煮熟后放入萝卜丝，加盐、胡椒粉调味，放入香菜段即可。

·特禀体质·

茶树菇炖肉 此汤具有养胃健脾、养阴润燥、增强免疫力等功效。

主料 猪肉 300 克，茶树菇 500 克

配料 植物油、料酒、酱油 、白糖、葱、姜、食盐、八角、桂皮各适量

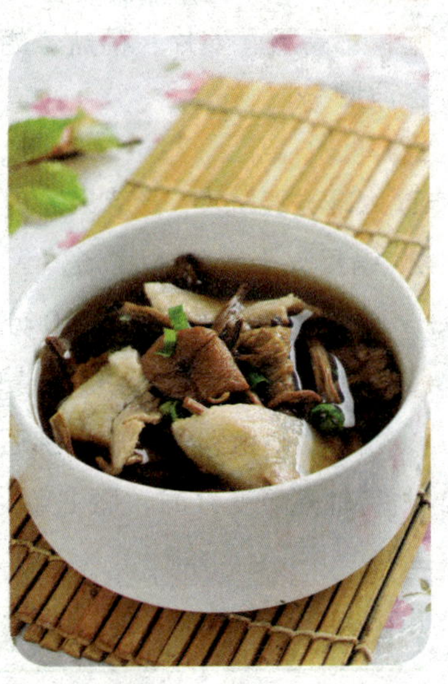

步骤

1. 茶树菇去根，洗净；猪肉洗净，切片，汆水后捞出控水；姜切片；葱切花。
2. 锅内倒入植物油，烧至五成热，放入姜片煸炒出香味，再放入肉片煸炒至七成熟。
3. 添加料酒、酱油、食盐翻炒片刻，放入白糖，加水煮熟，倒入电压力锅内，放入茶树菇、八角、桂皮，炖 40 分钟即可。食用时撒上葱花。

口蘑鸭肉煲 此汤具有增强免疫力、调节内分泌、安神助眠等功效。

主料 鸭子 1 只，口蘑、灵芝各少许

配料 生姜 1 块，葱 1 棵，食盐适量

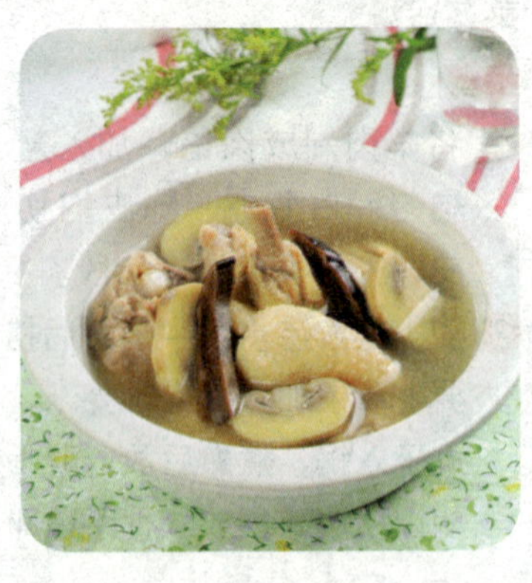

步骤

1. 鸭处理干净，切块；口蘑、生姜洗净切片；葱洗净切段；灵芝洗净切条。
2. 锅中倒水，加生姜、葱段、食盐、鸭子、口蘑、灵芝，以文火烧煮，直至煮熟。
3. 拣去生姜、葱段即成。

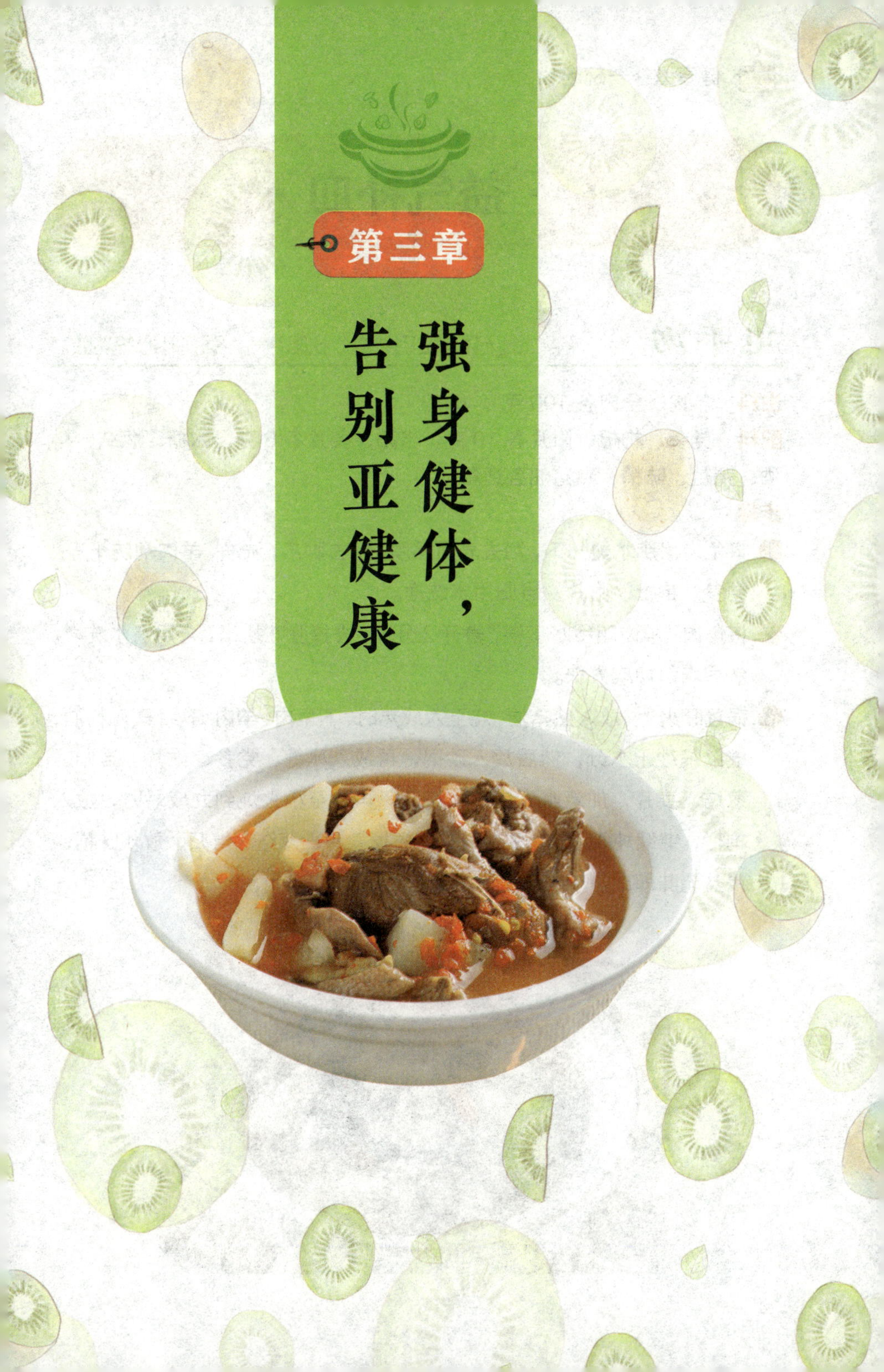

第三章

强身健体，告别亚健康

·益气补血·

龟羊汤

此汤具有滋阴补血、扶阳补气、强肾补心等功效。

主料 羊肉、龟肉各 100 克

配料 党参、枸杞、附片各 10 克，当归、姜片各 6 克，冰糖、葱结、料酒、精盐、味精、熟猪油各适量

步骤

1. 将龟肉用沸水烫一下，刮去表面黑膜，剔去脚爪，洗净；羊肉刮洗干净；党参、枸杞、附片、当归用水洗净。
2. 将龟肉、羊肉随冷水下锅，煮开 2 分钟，去掉腥味捞出，再用清水洗净，然后均匀切成方块。
3. 锅置旺火上，放入熟猪油，烧至六成热时，下龟肉、羊肉煸炒，烹入料酒，继续煸炒干水分，然后放入砂锅，再放入冰糖、党参、附片、当归、葱结、姜片，加清水先用大火烧开，再移至小火炖到九成烂时，放入枸杞，继续炖 10 分钟左右离火，去掉姜片、葱结、当归，放入味精、精盐调味即成。

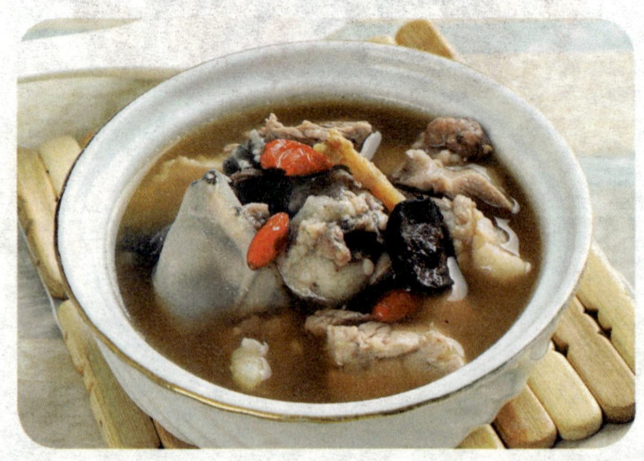

牛筋花生汤

此汤具有养血补气、强壮筋骨等功效。

主料 牛蹄筋100克，花生仁150克，胡萝卜120克

配料 姜片、赤砂糖各适量

步骤

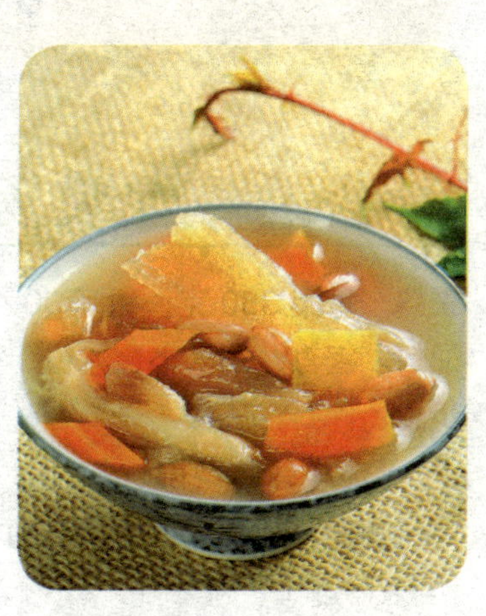

1. 牛蹄筋洗净，切段；花生仁洗净；胡萝卜去皮洗净，切丁。
2. 将牛蹄筋、花生仁、姜片放入砂锅中，加水，文火炖煮90分钟后加入胡萝卜。
3. 煮至牛蹄筋与花生烂熟、汤汁浓稠时，加入赤砂糖，搅匀即可。

鲳鱼汤

此汤具有益气养血、补胃益精、利尿消肿等功效。

主料 鲳鱼1条，豆腐300克

配料 鸡油、精盐、味精、料酒、鲜枸杞、姜、香葱、淀粉、高汤各适量

步骤

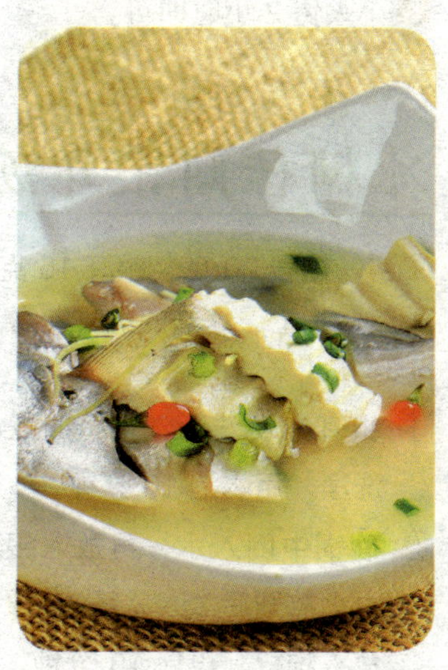

1. 将鲳鱼去鳞、去鳃、去内脏，划上花刀，用精盐、淀粉、料酒腌渍10分钟；豆腐用特制器具切花；姜洗净切丝；香葱洗净切末；鲜枸杞洗净备用。
2. 锅内倒入鸡油，油热时放入鲳鱼，两面煎至变色后，加入高汤、精盐、豆腐、姜、味精、枸杞，待鱼熟透后撒上香葱即可。

·养心润肺·

蜜枣银耳雪梨汤

此汤具有润肺止咳、益气养血等功效。

主料 雪梨350克，银耳30克

配料 蜜枣、胡萝卜、冰糖、杏仁各适量

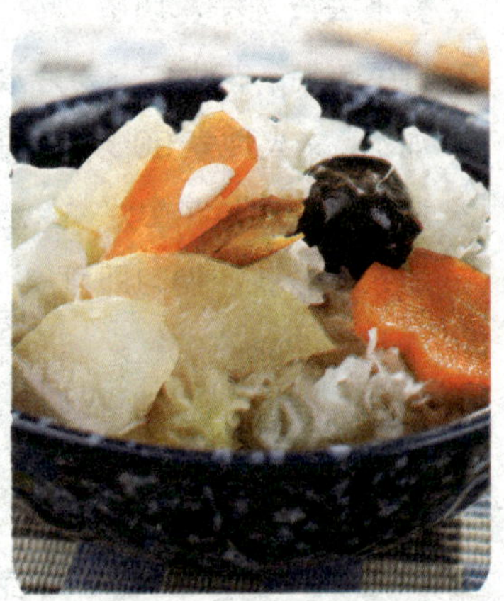

步骤

1. 将洗净的雪梨削皮切片；银耳泡发，撕成小朵；胡萝卜洗净后切花片，焯水；杏仁剥皮。
2. 锅中加入适量水，大火烧开后，放入雪梨、胡萝卜、银耳、杏仁、蜜枣和适量冰糖。
3. 小火煲2小时即可。

冰糖桂圆银耳汤

此汤具有滋阴润肺、养心安神等功效。

主料 桂圆20克，银耳15克

配料 枸杞、冰糖、糖桂花各适量

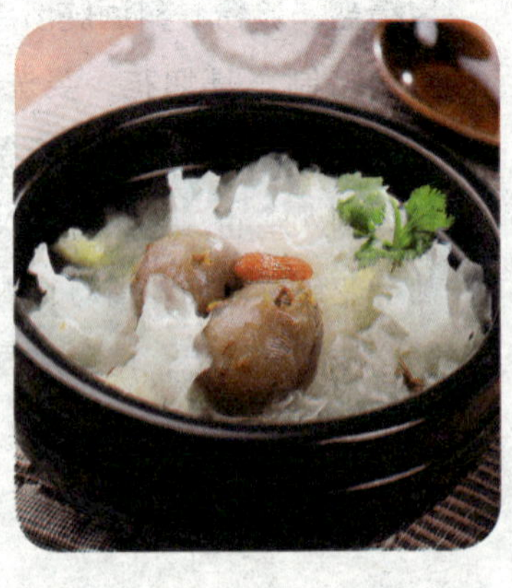

步骤

1. 银耳泡发洗净，用手撕成小朵；枸杞洗净，用水泡10分钟。
2. 砂锅中倒入水，再放入银耳、桂圆，中火熬开后放入冰糖，小火煲40分钟，放入枸杞，再煲10分钟，撒上糖桂花即可。

薏米百合瘦肉汤

此汤具有润肺止咳、宁心安神等功效。

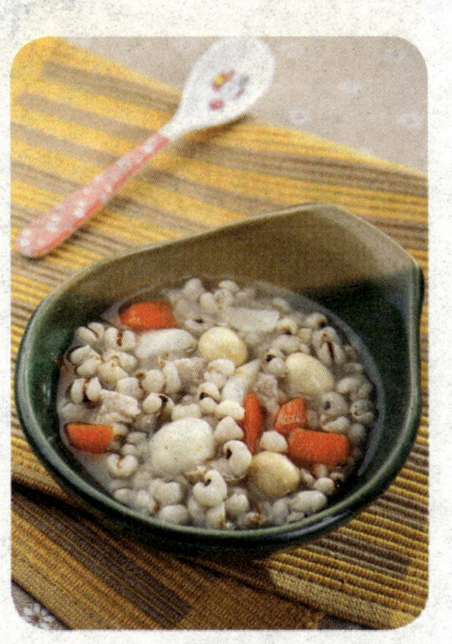

主料 猪瘦肉、薏米、百合、莲子各适量

配料 胡萝卜少许，盐适量

步骤

1. 将薏米、百合、莲子倒入温水中浸泡30分钟，猪瘦肉和胡萝卜切成小块。
2. 锅中添水，煮沸后放入猪瘦肉汆水1分钟，捞出备用。
3. 锅中添水，煮沸后倒入全部食材，以大火煮沸，再转小火煮2小时，出锅前加盐调味即成。

白果莲子汤

此汤具有润肺止咳、养心安神、滋补养颜等功效。

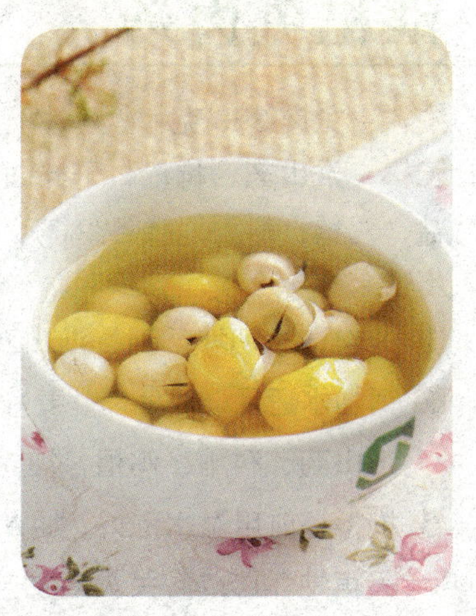

主料 白果20克，莲子15克

配料 白糖适量

步骤

1. 将白果、莲子洗净备用。
2. 在炖盅中加入清水，将白果和莲子放入其中。
3. 待水沸后加入白糖。
4. 将白果、莲子炖熟即可。

·补肝养肾·

金薯海肠汤

此汤具有滋养肝肾、壮阳固精等功效。

主料 海肠100克，红薯、金针菇各200克

配料 食用盐、清汤、鸡精、黄酒、葱、姜、蒜各适量，香菜少许

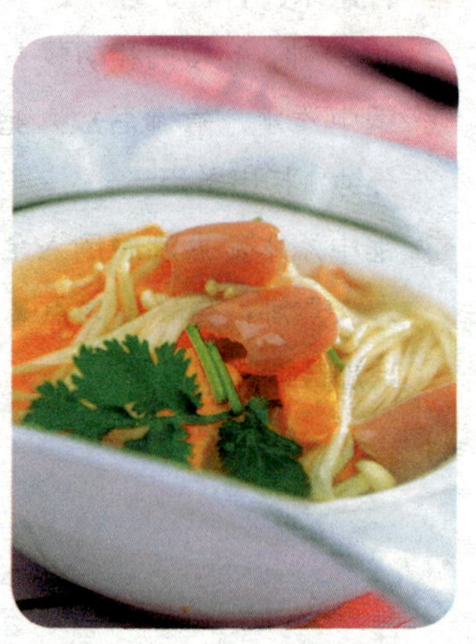

步骤

1. 海肠洗净，红薯洗净切块，金针菇洗净后撕开，香菜、葱切段，姜、蒜切片。
2. 锅中倒入清汤，放葱、姜、蒜、黄酒、红薯块、金针菇，稍煮片刻后放海肠。
3. 炖煮30分钟之后，捞出葱、姜、蒜，放食用盐、鸡精调味，撒上香菜即可。

淮杞兔肉汤

此汤具有益气健脾、滋养肝肾等功效。

主料 兔肉350克

配料 淮山药、枸杞、干桂圆肉各适量，盐、鸡精、料酒、姜各少许

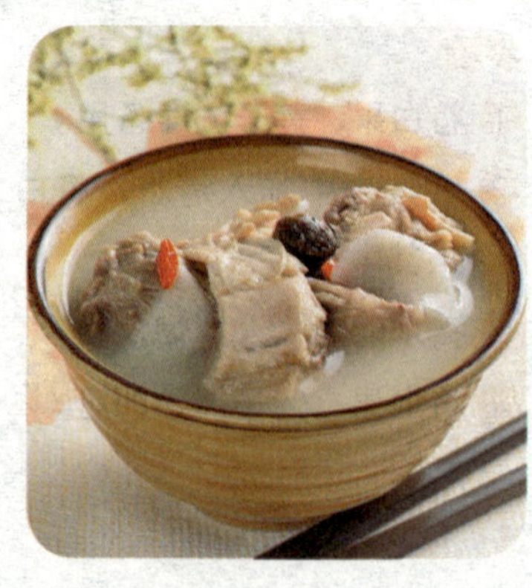

步骤

1. 兔肉洗净切块，姜、淮山药切片。
2. 锅加水适量，放兔肉、姜片、桂圆肉、淮山药、料酒、鸡精，炖1小时。
3. 枸杞提前用温水泡好，加入汤中，改小火再炖30分钟，关火后加盐调味即可。

·健脾养胃·

鹌鹑莲藕汤

此汤有健脾开胃、促进消化等功效。

主料　鹌鹑 4 只，藕 250 克

配料　葱段、姜片、精盐、料酒、剁椒各适量

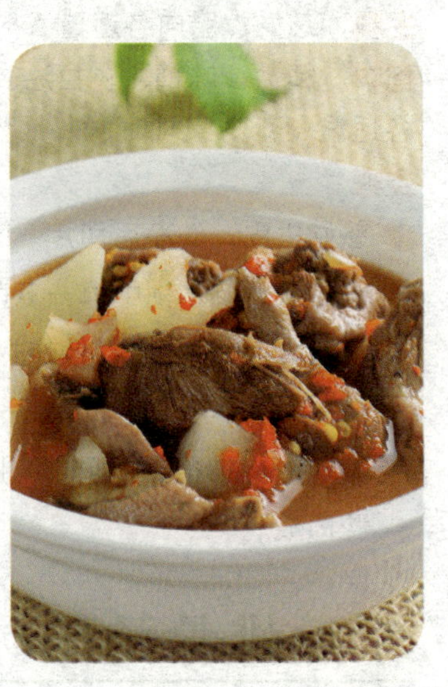

步骤

1. 鹌鹑去头、脚、尾，处理干净后切块；藕去皮，切成滚刀块。
2. 鹌鹑放入凉水锅中，沸后煮 2 分钟，捞出，用清水冲去污沫。
3. 将鹌鹑、藕块放入锅中，加入适量的清水，放入葱段、姜片、料酒，大火煮沸后，转小火煮 20 分钟，放入精盐、剁椒拌匀，拣去葱段、姜片即可。

香菇红枣汤

此汤具有健脾益胃、养血安神、降压养颜等功效。

主料　红枣 10 枚，干香菇 20 朵

配料　精盐、料酒、味精、色拉油各适量

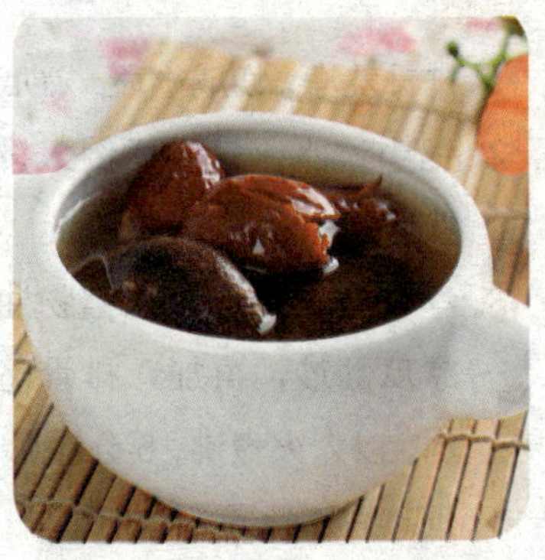

步骤

1. 红枣去核洗净；干香菇用温水泡至软涨，捞出洗去泥沙。
2. 将泡香菇的水注入盅内，放入香菇、红枣，调入精盐、味精、料酒、色拉油及少许水，隔水炖熟即可。

· 排毒祛湿 ·

腊肉慈姑汤

此汤具有健脾开胃、利尿消肿、解毒等功效。

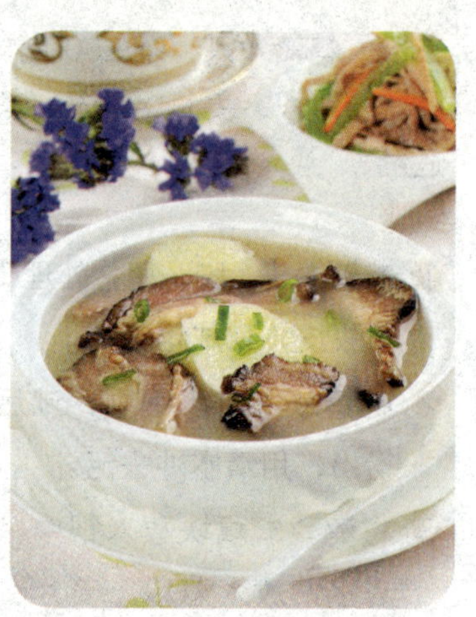

主料 慈姑、腊肉各适量

配料 精盐、味精、色拉油、清汤、葱花各适量

步骤

1. 慈姑去皮，洗净后切片；腊肉切片。
2. 慈姑放入沸水锅中焯一下，然后浸凉。
3. 锅置火上，倒入色拉油烧热，加入清汤、慈姑、腊肉，大火煮沸后，转中火煮5分钟，加精盐、味精调味，撒上葱花即成。

凉瓜排骨汤

此汤具有清热解毒、利湿化滞、利尿等功效。

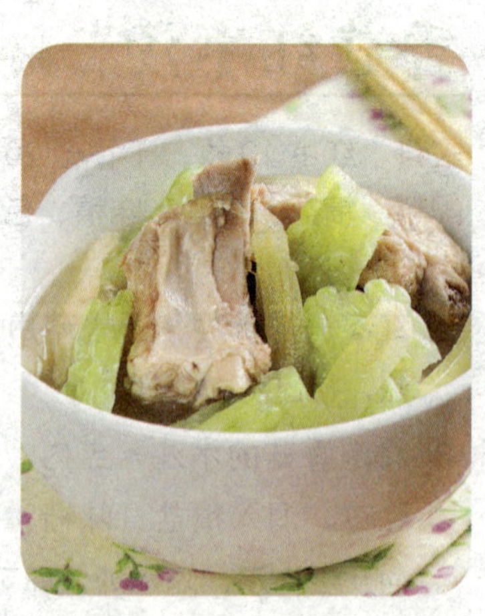

主料 排骨450克，凉瓜2根

配料 鱼露、植物油各适量

步骤

1. 排骨洗净，切成小段；凉瓜去瓤，切条。
2. 锅中添水，煮沸后倒入排骨汆一下，然后用凉水冲干净备用。
3. 净锅置火上，倒入植物油烧热，加入凉瓜翻炒，再加入排骨略炒，添入清水，以大火煮沸，5分钟后转中火焖煮，煮熟后加鱼露调味即成。

·美容瘦身·

西红柿木耳汤

此汤具有润肤养颜、辅助减肥等功效。

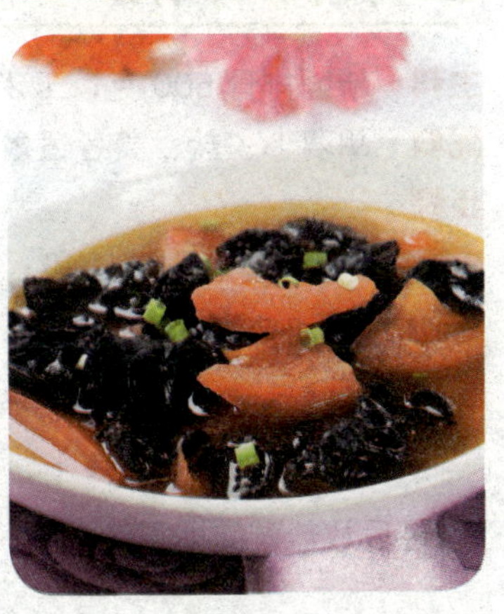

主料 木耳、西红柿各适量

配料 香油、精盐、植物油、葱花各适量

步骤

1. 木耳用水泡好，洗净后撕片；西红柿切小块。
2. 锅中倒入植物油，油热后放入西红柿略炒，加精盐调味。
3. 西红柿炒出浓汁时，放木耳，加开水，煮沸后淋香油，撒上葱花即可。

萝卜粉丝汤

此汤有助于美肤和减肥。

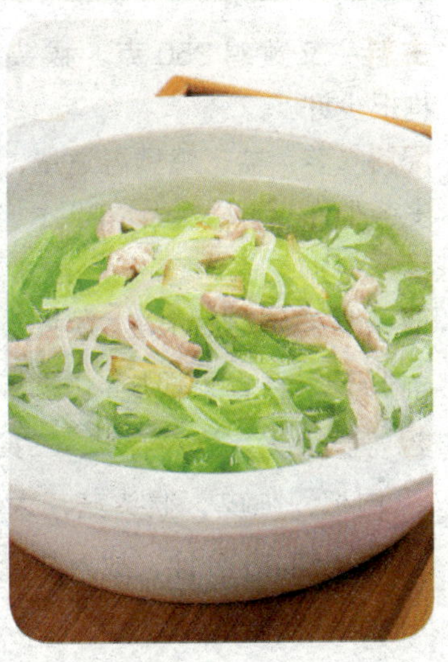

主料 青萝卜500克，粉丝100克，猪肋条肉50克

配料 鲜汤750毫升，花生油、大葱、精盐、味精、胡椒粉各适量

步骤

1. 大葱洗净切碎，粉丝放入沸水锅中烫软，青萝卜、猪肋条肉洗净后切丝。
2. 锅置火上，倒入花生油烧热，下葱碎爆香，倒猪肉丝翻炒，然后倒入鲜汤烧煮，煮沸后加萝卜丝、粉丝同煮。
3. 待萝卜丝煮熟后，加精盐、味精、胡椒粉调味，再次煮沸即可。

·延年益寿·

玉米排骨汤

此汤具有补充钙质、降血压、降血脂、抗衰老等功效。

主料 新鲜排骨500克，玉米3根

配料 胡萝卜、盐、姜各适量

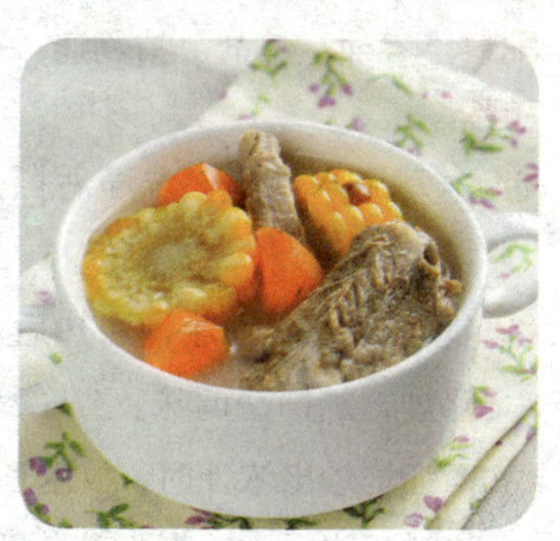

步骤

1. 将排骨洗净后剁成小段，玉米洗净后切段，胡萝卜洗净后切块，姜切片。
2. 先把排骨、姜片放入锅里熬90分钟，然后放入玉米、胡萝卜，熬1小时，最后放盐调味即可。

猴头菇三黄鸡煲

此汤具有增强免疫力、延缓衰老等功效。

主料 三黄鸡350克，猴头菇100克，枸杞少许

配料 姜、盐、鸡精各适量，胡椒粉、陈皮各少许

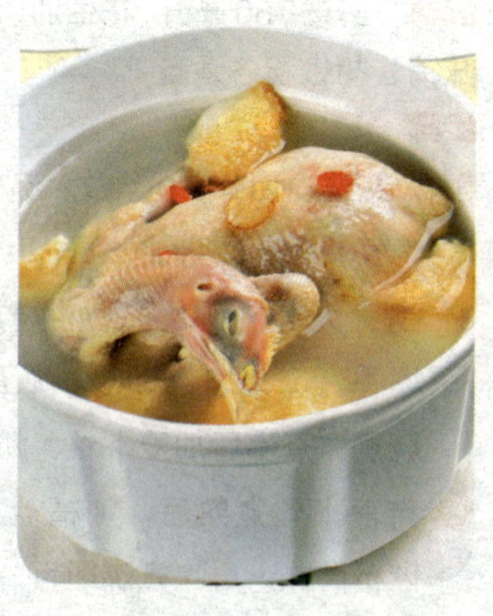

步骤

1. 三黄鸡洗净后汆水，猴头菇洗净，枸杞、陈皮洗净，姜切片。
2. 净锅上火，放入清水、三黄鸡、姜片、枸杞、陈皮、猴头菇，大火烧开，转小火炖45分钟，放入盐、鸡精、胡椒粉调味即成。

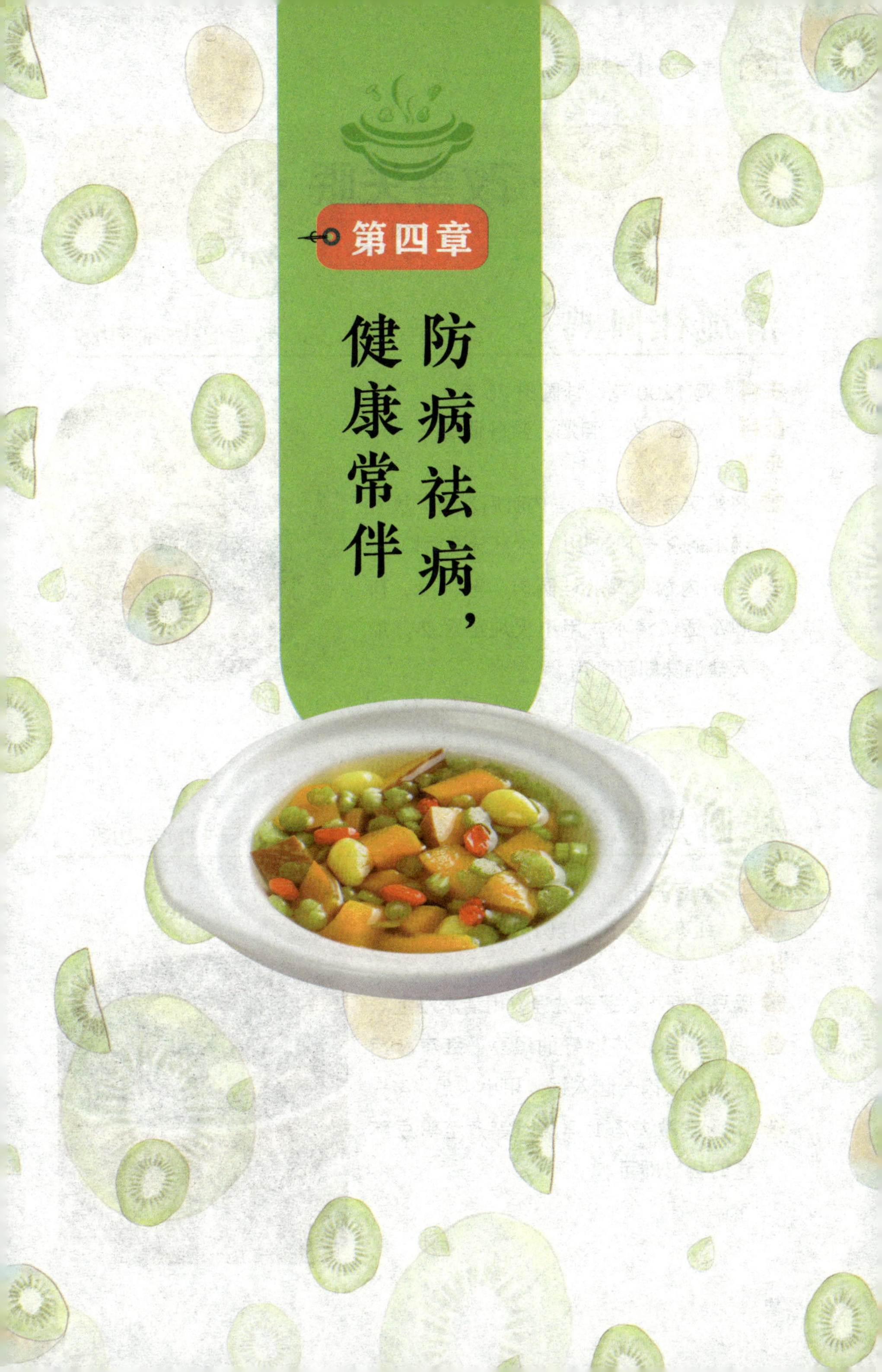
第四章
防病祛病，
健康常伴

·改善失眠·

清炖桂圆鸡

此汤具有补血、安定情绪、促进睡眠等功效。

主料 鸡 1200 克，桂圆肉 25 克

配料 大葱、姜、料酒、盐各适量

步骤

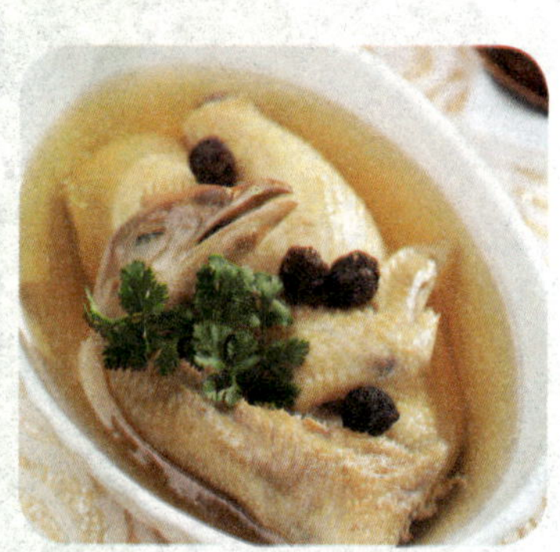

1. 将鸡宰杀，去毛、去内脏后洗净，放入沸水锅氽一下，捞出；大葱洗净后切段。
2. 炖锅内放入鸡、桂圆肉、葱、姜、料酒及适量清水，用小火炖至烂熟，加入盐调味即可食用。

桂圆黑豆红枣汤

此汤具有健脾补血、安神养心等功效。

主料 黑豆若干

配料 红枣、莲子、桂圆肉各适量

步骤

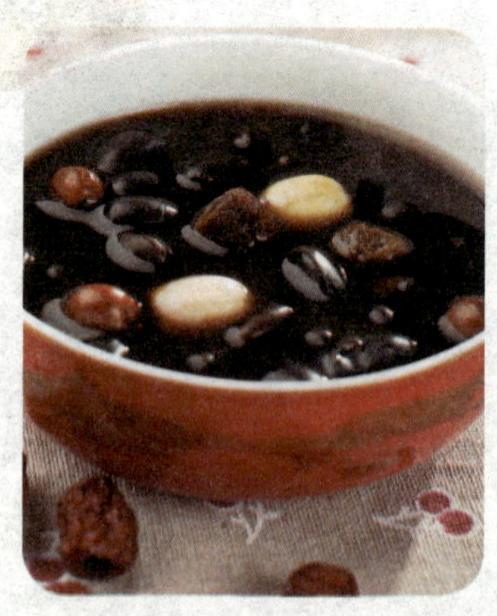

1. 黑豆、红枣、莲子洗净，用清水浸泡。
2. 锅中倒水，将泡好的黑豆、红枣、莲子同桂圆肉一起入锅，用小火煎煮。
3. 用汤匙撇去汤上浮渣，等煮至黑豆熟透时盛出即可。

·提高免疫力·

椰奶香芋鸡煲

此汤具有增加食欲、增强免疫力等功效。

主料 鸡1只，香芋1个

配料 椰奶、蒜、食用油、食盐、料酒、味精、香菜各适量

步骤

1. 将香芋去皮后切片；将蒜切成末；鸡切成适口小块，放入料酒腌渍30分钟。
2. 锅内倒入食用油，油热后放入蒜末爆香，放入鸡肉翻炒片刻，加入适量水，放入香芋熬煮；食材快熟时，倒入椰奶，熟后加食盐、味精调味即可。出锅后撒上香菜。

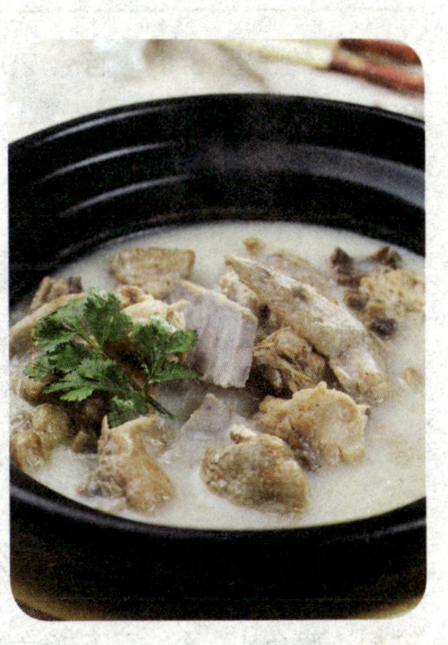

莲藕排骨汤

此汤具有补益气血、增强免疫力等功效。

主料 莲藕250克，排骨500克

配料 山药粉、红枣、精盐、姜片各适量

步骤

1. 将排骨洗净，入锅氽血水，捞出备用；莲藕洗净后切块。
2. 起锅烧开水，将排骨、姜片入锅，待排骨六成熟时加入莲藕和红枣，大火烧开后转小火慢煲，待莲藕熟后加入山药粉，煮开加精盐调味即可。

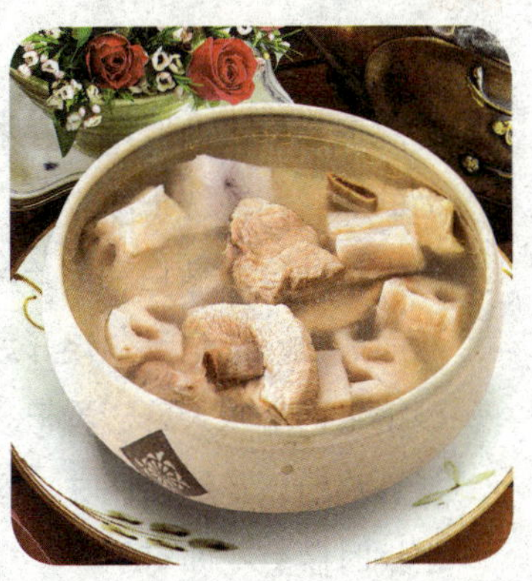

·改善情绪低落·

百合鸽蛋汤

此汤具有补肾健脾、益肺、清心安神等功效。

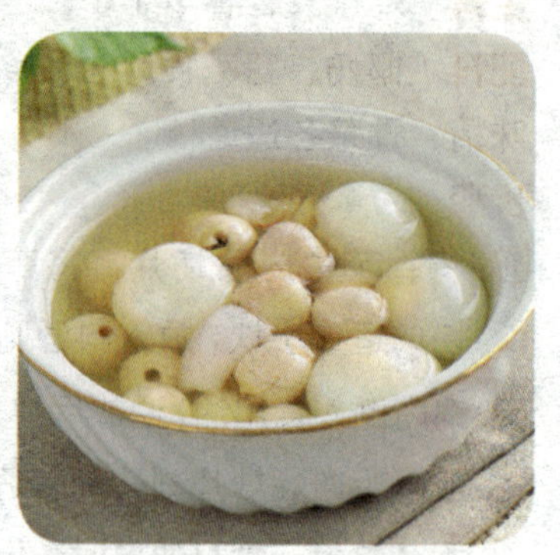

主料 鸽子蛋3个，百合20克，莲子肉30克

配料 白糖少许

步骤

1. 百合、莲子肉洗净，鸽子蛋煮熟去壳。
2. 锅置火上，倒入适量清水，加百合和莲子肉煮至莲子酥烂时，倒入鸽子蛋。
3. 加白糖调味即可。

天麻鱼头豆腐汤

此汤具有平肝祛风、解郁安神等功效。

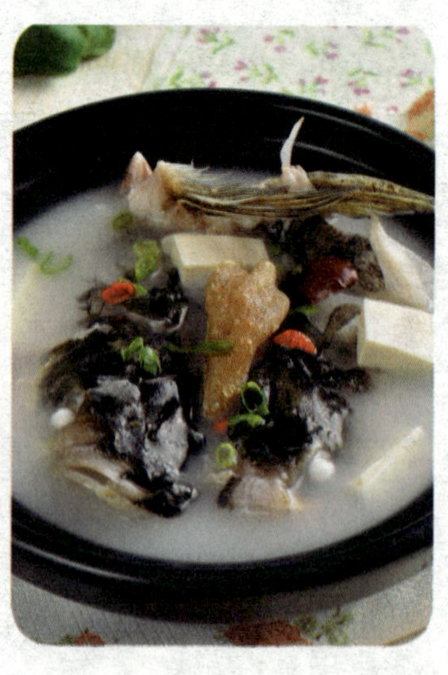

主料 鳙鱼头1个，豆腐50克，天麻30克

配料 红枣、枸杞、姜片、香葱、花生油、花雕酒、盐、鸡粉、高汤各适量

步骤

1. 将天麻、枸杞用清水泡软；豆腐切块；香葱白切段，葱叶切花；淋热水去鱼头上的黑膜，冲洗干净。
2. 锅中烧油，放葱白和姜片煸香，将鱼头两面煎过，加高汤，烧开后把鱼头放到砂锅中，加入天麻、枸杞、红枣，再用盐、鸡粉、花雕酒调味，慢炖30分钟，出锅时撒葱花即可。

·改善手脚冰凉·

红枣鸽子汤

此汤具有温补气血、安神、壮体补肾等功效。

主料 鸽子1只，红枣适量

配料 木耳20克，咸肉片、食盐、鸡精、料酒、麻油、葱段、姜片各适量

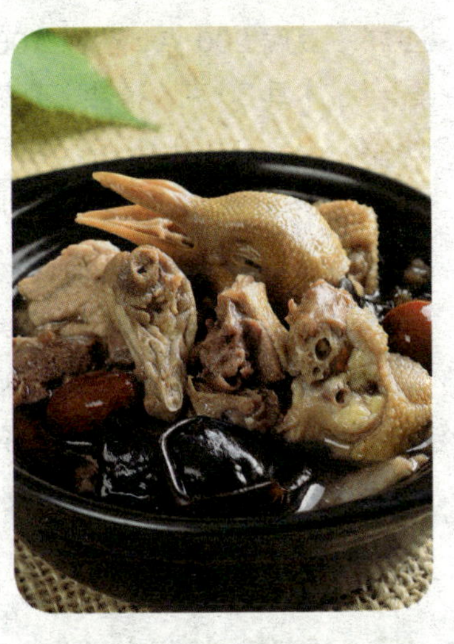

步骤

1. 鸽子处理干净，切大块，放入锅内，加足量水，倒入料酒、葱段、姜片，煮40分钟。
2. 放入泡发的木耳、咸肉片、红枣，继续煮至鸽肉熟软。
3. 加食盐、鸡精调味，淋一勺麻油提香即可。

豆腐羊肉汤

此汤具有益气补虚、生津润燥、强身健体等功效。

主料 羊肉300克，豆腐500克

配料 蒜末、料酒、姜末、花椒、植物油、精盐、味精、鲜汤各适量

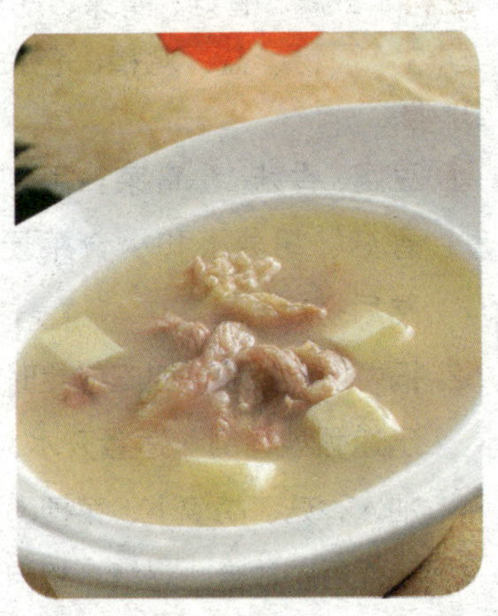

步骤

1. 将羊肉洗净后切块，豆腐切块备用。
2. 锅置火上，倒入植物油烧热，放入花椒和羊肉块，将羊肉块炒至变色。
3. 加入鲜汤、姜末、料酒、蒜末和精盐，一并倒入煲内，用小火烧至酥烂，加入豆腐块烧透，撒入味精即可。

·预防口腔溃疡·

生菜豆腐汤

此汤具有促进消化、清热降火、增强免疫力等功效。

主料 豆腐 200 克，生菜 100 克

配料 木耳 30 克，精盐、葱花、油各适量

步骤

1. 把生菜叶洗净，切成条；豆腐切成方块；木耳切丝。
2. 锅内加入清水，加少许精盐，放入切好的豆腐煮沸，捞出放入盘中；锅内热油后加入葱花爆香，将豆腐放入锅内，加适量水，再放入生菜、木耳煮沸，加入适量精盐即可。

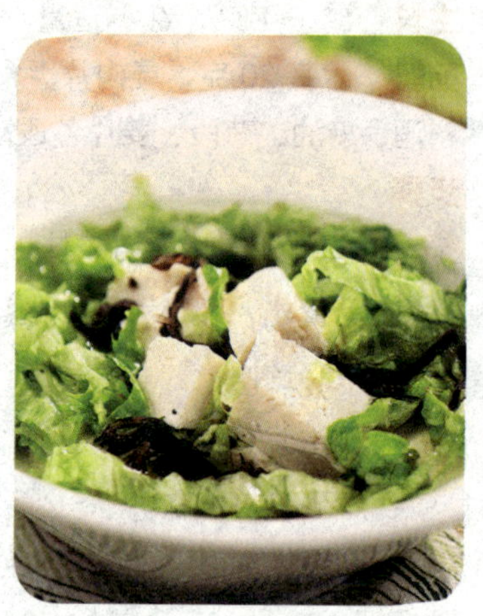

豆腐蔬菜浓汤

本汤具有增强抵抗力、预防口腔溃疡等功效。

主料 豆腐、香菇、青菜、胡萝卜各适量

配料 面粉、盐、鸡精、色拉油各适量

步骤

1. 豆腐、香菇、小青菜、胡萝卜切成碎丁；香菇、胡萝卜和小青菜梗焯水，再煮熟后捞起。
2. 锅中加色拉油，四五成热时放少许面粉，迅速翻炒，倒入适量开水，搅成浓汤，加入香菇、胡萝卜、菜梗、豆腐和菜叶，稍煮后，放盐、鸡精、胡椒粉调味即可。

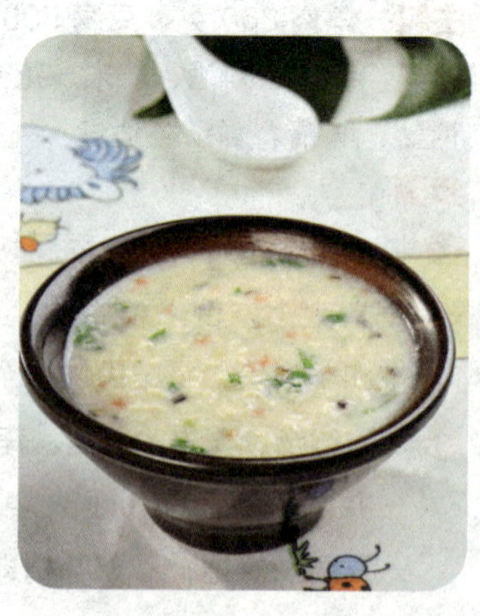

· 缓解用脑过度 ·

口蘑竹荪汤 此汤具有滋补强壮、益气补脑、宁神健体等功效。

主料 干竹荪、口蘑各 30 克，火腿 1 根，萝卜菜苗少许，猪肉适量

配料 精盐 3 克，鸡油 5 克，鸡汤适量

步骤

1. 竹荪洗净，放入锅中焯水；口蘑洗净，放入清水中浸透，然后切成薄片；火腿去外皮切片；萝卜菜苗洗净；猪肉洗净切块。
2. 锅置火上，倒入鸡汤，加精盐调味，煮沸后加入竹荪、口蘑、火腿、猪肉同煮。
3. 煮熟后加入萝卜菜苗略煮，然后盛出淋上鸡油即可。

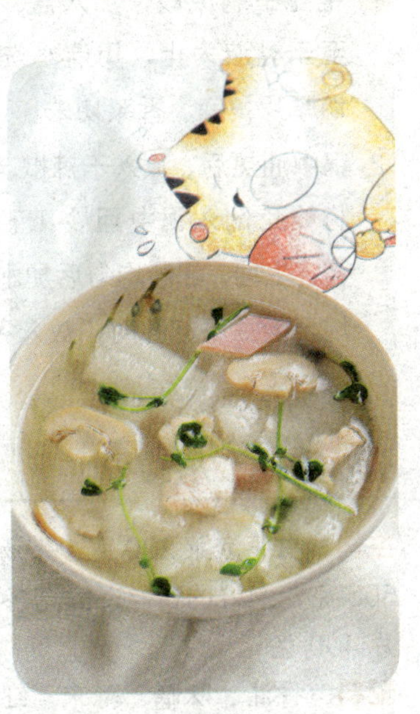

海参当归汤 此汤具有健脑益智、养心润燥、滋阴补肾等功效。

主料 干海参 100 克，当归、百合各 30 克

配料 姜丝、食盐、味精各适量

步骤

1. 把海参从腹下开口，去除内脏；锅中加入水、当归、姜丝，略煮。
2. 把海参与百合放入锅中，煮熟后放入食盐、味精调味。

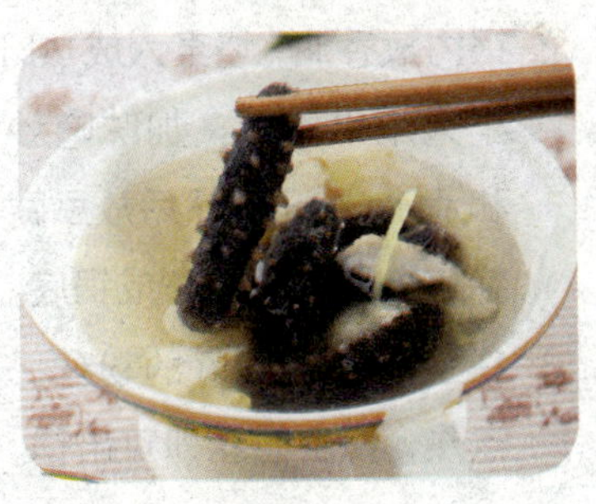

老豆腐炖鲶鱼

此汤具有安神补血、补钙健脑等功效。

主料 老豆腐 500 克，鲶鱼 1500 克

配料 干辣椒、蒜、香菜、油、盐、白醋、生抽、豆瓣酱各适量

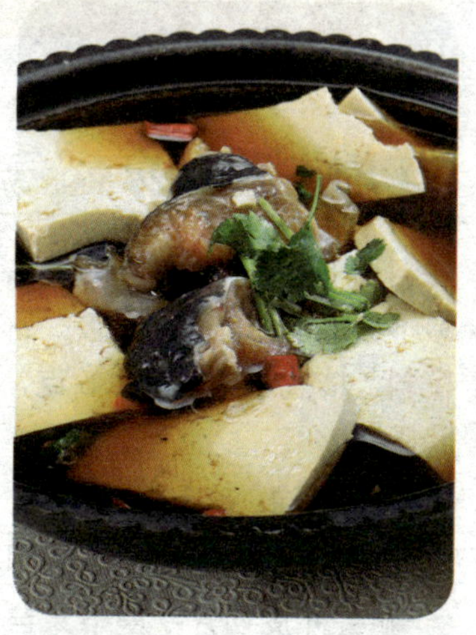

步骤

1. 把鲶鱼剁成段，加入盐、白醋，搓洗至无黏液为止，用清水洗净；老豆腐切厚片；蒜、香菜切末。
2. 锅中油热后，放入干辣椒、蒜末爆香，将鲶鱼倒入锅中翻炒几下，加入豆瓣酱、生抽，翻炒均匀后加水和老豆腐，炖至老豆腐起孔时，放入香菜即可。

泡菜豆腐汤

此汤具有开胃御寒、安神健脑、美容抗衰等功效。

主料 白菜泡菜 200 克（带汤汁），豆腐 600 克，泡好的粉丝、鲜菇各 300 克，肉片 400 克

配料 香油、味噌、蒜末、红辣椒粉、葱花、柴鱼粉各适量

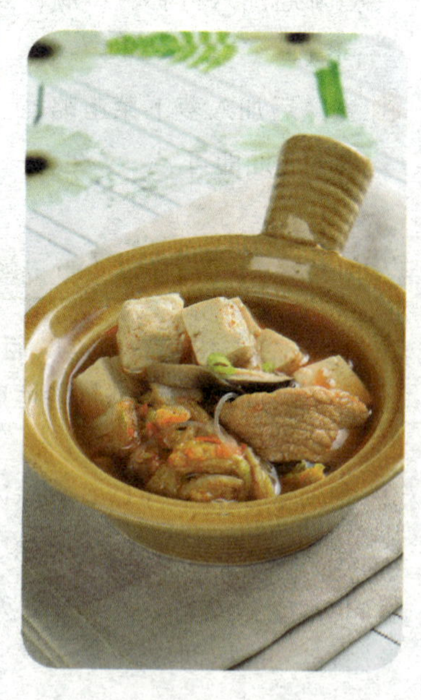

步骤

1. 豆腐切成小块。
2. 锅内放香油，烧至六成热时放入蒜末，小火煸出香味，加味噌炒香后放泡菜和清水，烧开。然后放豆腐、红辣椒粉、柴鱼粉，小火烧开成锅底。
3. 在锅中放入泡好的粉丝、鲜菇、肉片煮熟，撒上葱花即可出锅。

·改善疲劳乏力·

枣杞牛蛙汤

此汤具有滋补解毒、补益气血、补充精力的功效。

主料 牛蛙500克，枸杞、红枣各30克

配料 高汤800毫升，熟猪油30克，精盐、味精、白糖、葱、姜、大料、料酒、白胡椒面各适量

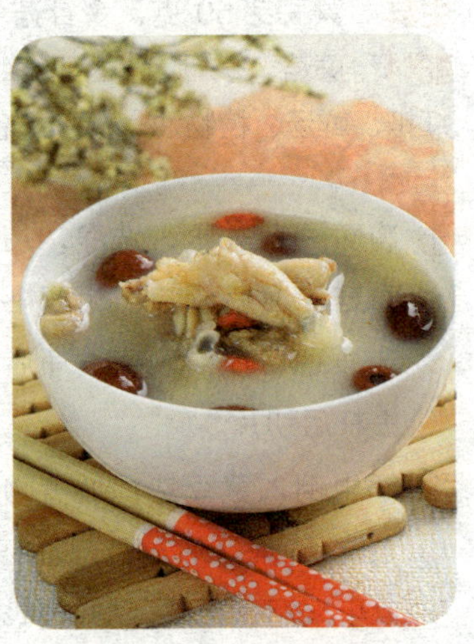

步骤

1. 先将牛蛙用热水汆一下捞出。
2. 另起锅，放熟猪油，用葱、姜、大料炝锅，下牛蛙，烹入料酒，加高汤，再放枸杞、红枣，加精盐、味精、白糖适量，烧开后小火炖至牛蛙熟透。
3. 出锅时放入白胡椒面即可。

浓汤驴肉煲

此汤具有补气养血、补肾壮阳、益精填髓等功效。

主料 驴肉300克，驴骨头200克

配料 香葱、生姜、蒜、大料、香油、料酒、胡椒粉、精盐、味精、食用油各适量

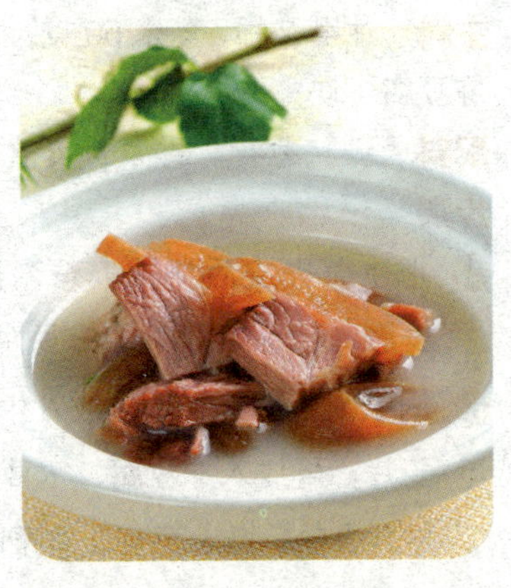

步骤

1. 将香葱洗净后打结，生姜洗净后拍松。
2. 将蒜粒用油爆至金黄，和驴肉、驴骨头一起放入锅中，加入香葱结、生姜、大料同煮，至肉烂时捞出，切片。
3. 待汤汁乳白时，放入驴肉片烧开，加精盐、味精、胡椒粉、料酒、香油即可。

·调理代谢失调·

金针豆芽汤

此汤具有补肝肾、益肠胃、促进新陈代谢等功效。

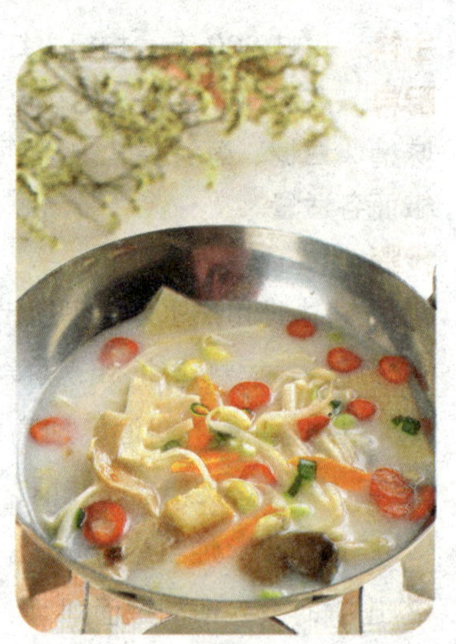

主料 黄豆芽 50 克，金针菇 40 克

配料 蘑菇、冬笋、鱼豆腐、大葱、胡萝卜、红椒、鲜汤、植物油、盐、醋各适量

步骤

1. 将黄豆芽去根，洗净，加入少许醋；蘑菇洗净后撕片；胡萝卜切条；冬笋洗净后切片；大葱洗净后切花；红椒去籽后切片。
2. 锅中倒入黄豆芽，加植物油爆香，倒入鲜汤，煮沸后放蘑菇、胡萝卜等配菜，以小火焖煮至熟，加盐调味即可。

薏米牛蒡汤

此汤具有滋补调理、促进新陈代谢等功效。

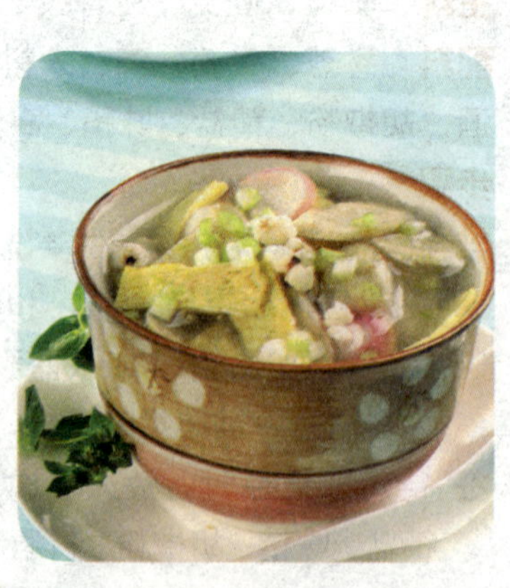

主料 牛蒡 2 根，薏米 50 克，卞萝卜 1 根，冻豆腐 1 块

配料 姜、葱花、香菜、食盐各适量

步骤

1. 把牛蒡去皮后切片，薏米用温水泡至发胀，姜、卞萝卜、冻豆腐均切片。
2. 锅中倒入适量水，先放入牛蒡、薏米、姜片，再放入冻豆腐、卞萝卜，煮熟后放入食盐，撒上葱花、香菜即可。

·预防三高·

海带排骨汤

此汤具有益精补血、去火排毒、降血压等功效。

主料 排骨300克，海带100克

配料 葱花、姜片、精盐、绍酒、香油各适量

步骤

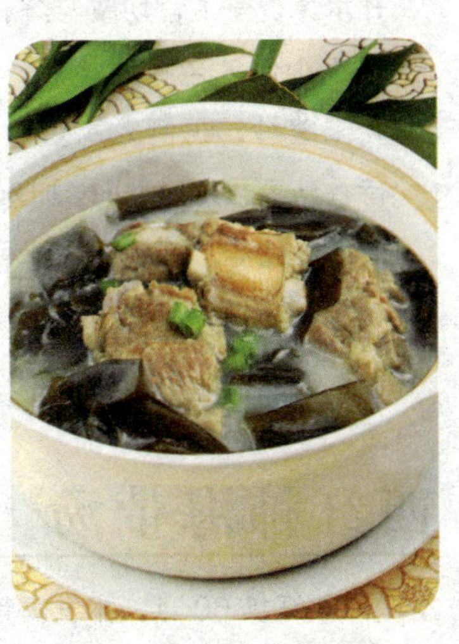

1. 海带用温水泡发，洗净后切条。
2. 排骨洗净后剁成段，放入冷水锅中，煮沸后捞出，用温水冲洗干净。
3. 锅中加入水、排骨、姜片、葱花、绍酒，烧沸后转小火烧至肉酥。放入海带、精盐，烧至入味，拣去姜，淋上香油即可。

炖三菇汤

此汤具有滋补、降血压、降血脂等功效。

主料 口蘑、平菇、草菇各100克

配料 香菜粒、料酒、味精、精盐、白糖、鸡油、高汤各适量

步骤

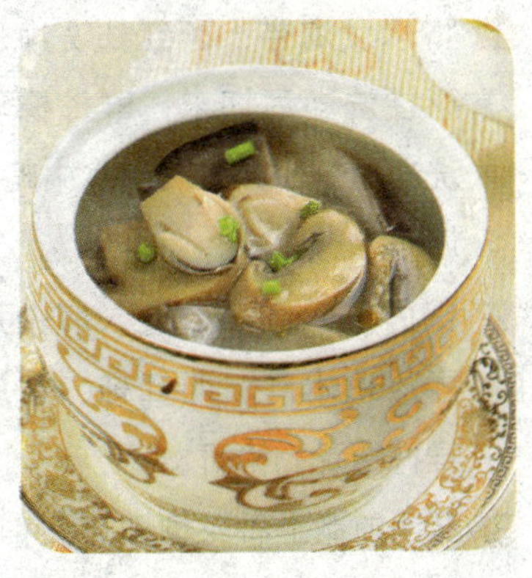

1. 口蘑、平菇、草菇都去杂洗净，焯一下。
2. 平菇、口蘑、草菇一同放入炖盅，加入高汤、精盐、白糖、料酒、味精、鸡油，盖上盅盖，上笼蒸30分钟，取出，撒入香菜粒即可。

油菜香菇汤

此汤具有降压、降脂、降胆固醇等功效。

主料 油菜 500 克，香菇 200 克

配料 鸡精、葱花、姜末、高汤、精盐、色拉油各适量

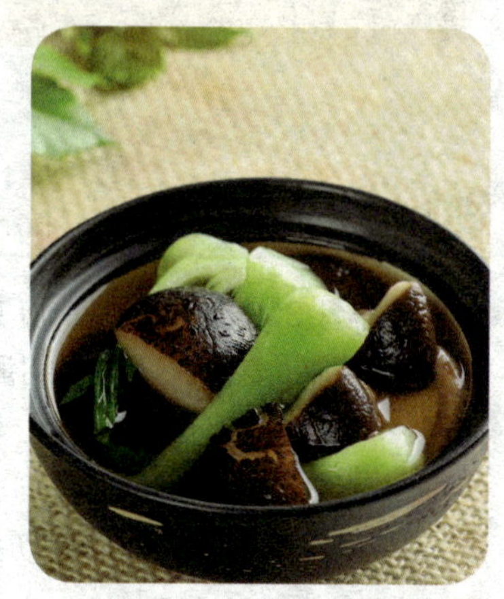

步骤

1. 油菜择洗干净；香菇去蒂，洗净，用开水焯烫一下，切成四瓣。
2. 汤锅中倒入色拉油烧热，加入葱花、姜末略炒，再倒入高汤、香菇烧煮，待香菇煮至九成熟时，加入油菜略煮，最后加精盐、鸡精调味即可。

西红柿海带汤

此汤具有降血脂、降血糖、调节免疫力等功效。

主料 西红柿 60 克，水发海带 200 克

配料 高汤、鲜柠檬汁、酱油、精盐、香菜梗、木耳各适量

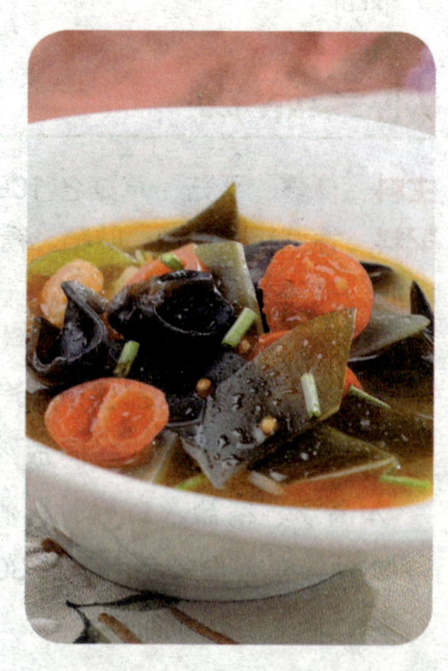

步骤

1. 将水发海带、西红柿洗净后切块；香菜梗洗净后切末；鲜柠檬取汁；木耳洗净后撕小朵，入沸水中略焯，捞出，沥干水分。
2. 锅内倒入高汤，放入海带煮 5 分钟，再放入木耳、西红柿、酱油、精盐、鲜柠檬汁，煮开。
3. 出锅前撒上香菜梗即可。

· 防癌抗癌 ·

干贝菜花汤

此汤具有抗癌防癌、提高机体免疫力等功效。

主料 菜花、菜心、干贝、火腿末各适量

配料 味精、精盐、料酒、奶汤、猪油、葱末、姜末各少许

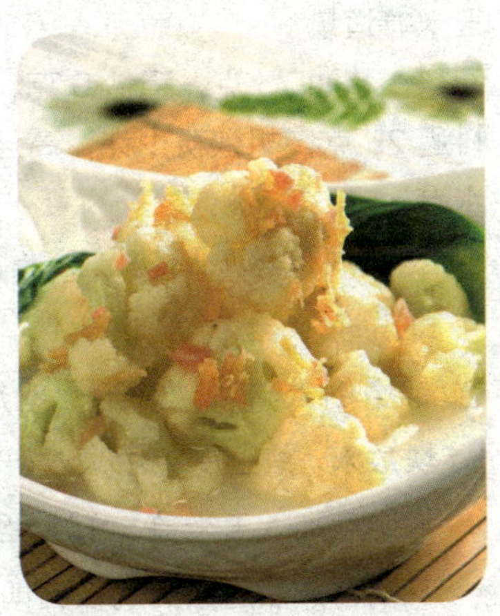

步骤

1. 干贝放入碗中，加入适量清水，入笼蒸至熟烂，撕碎。
2. 菜花掰成小朵，入沸水略焯，捞出沥干。
3. 锅中倒入猪油烧热，将葱末、姜末爆香，加入奶汤、精盐、料酒、味精，放入菜花、菜心、火腿末煮熟，撒上干贝即可。

牛肉蔬菜汤

此汤具有补中益气、预防癌症、防止老化等功效。

主料 牛肉、洋葱、豆角、地瓜、胡萝卜各适量

配料 孜然、八角、苏叶、精盐、料酒、酱油各适量

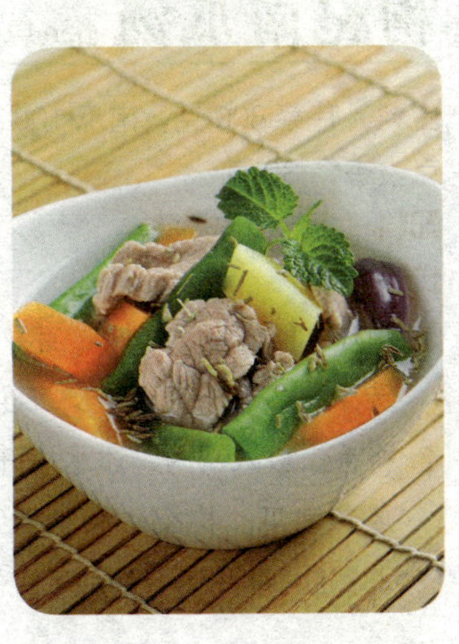

步骤

1. 牛肉洗净切块；洋葱去皮切块；豆角洗净掰成段；地瓜、胡萝卜去皮，洗净切块。
2. 锅中添水，加入八角，煮沸后倒入牛肉、洋葱、豆角、地瓜、胡萝卜，快熟时，加孜然、精盐、料酒、酱油调味，最后倒入碗中，加入苏叶即可。

·防便秘·

鲜虾丝瓜鱼汤

本汤具有促进胃肠蠕动、增强食欲等功效。

主料 鱼1条，鲜虾120克，丝瓜200克，玉米笋适量

配料 猪油75克，精盐8克，味精2克，料酒25克，胡椒粉少许，高汤适量

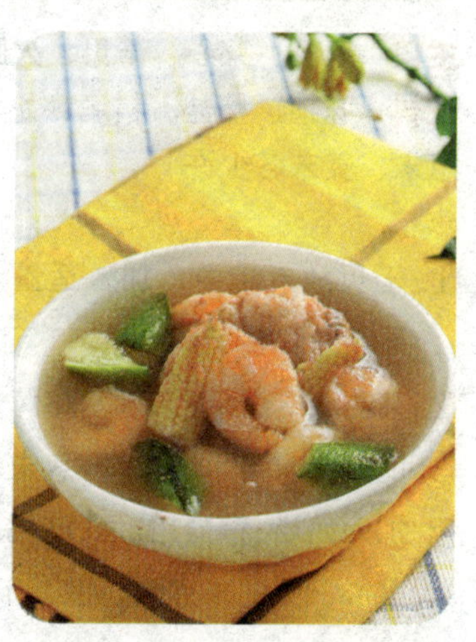

步骤

1. 鱼切块，丝瓜切块，玉米笋切段，鲜虾洗净。
2. 锅中倒入猪油，烧至七成热时，将鱼块放入，煎至变色后烹入料酒、高汤，煮沸后加入玉米笋、鲜虾、丝瓜、精盐、味精，煮熟后撒上胡椒粉即可。

枸杞南瓜汤

此汤具有滋补肝肾、润肠通便、增强免疫力等功效。

主料 芹菜800克，南瓜100克，枸杞20克，杏仁30克

配料 食盐少许

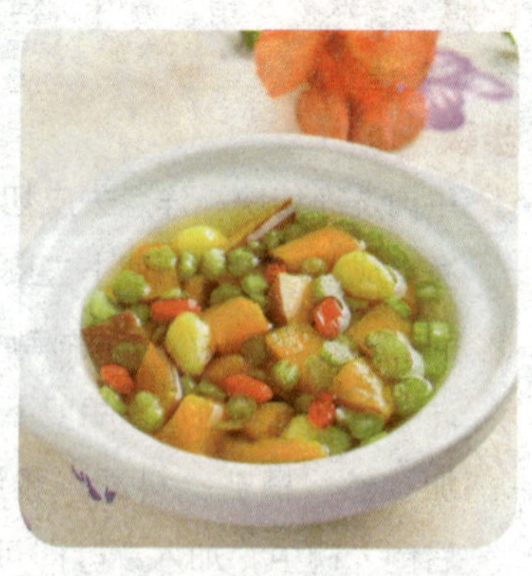

步骤

1. 南瓜去瓤洗净，切块；芹菜去叶留茎，洗净后切丁；杏仁去皮洗净。
2. 将杏仁放入锅内，添水烧开，5分钟后放入南瓜、枸杞，小火煮至熟透，加入食盐、芹菜丁，待芹菜丁煮熟后即可。

芋头萝卜菜汤

此汤具有益胃、宽肠通便、补益肝肾等功效。

主料 芋头、萝卜菜各 250 克

配料 植物油、盐、味精、胡椒粉、枸杞、清汤各适量

步骤

1. 芋头削皮洗净，切片，放入砂锅内焖烂；萝卜菜切碎段，焯水。
2. 锅中倒入植物油，烧热后加入萝卜菜，加盐炒匀，放入芋头、枸杞、盐、味精、清汤，烧透入味后盛入汤钵内，撒上胡椒粉即可。

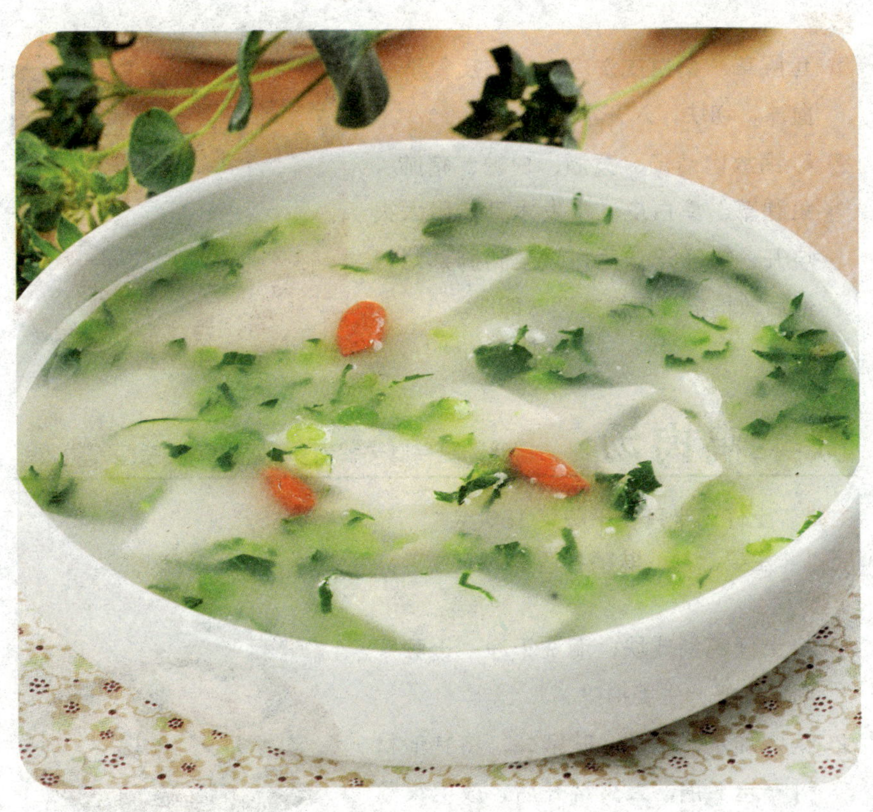

·预防感冒发热·

鱼腥猪肺煲

此汤具有清热解毒、滋肺润燥、止血等功效。

主料 猪肺 300 克，鱼腥草 15 克

配料 桑白皮、水发木耳、精盐、白糖、黄酒、肉清汤、枸杞各适量

步骤

1. 鱼腥草、桑白皮洗净；猪肺反复洗去血沫，切块，入开水汆透。
2. 砂锅放肉清汤、黄酒、白糖、猪肺、鱼腥草、桑白皮、水发木耳，用大火烧开，撇净浮沫后，烧至猪肺熟烂，最后放枸杞，用精盐调味即成。

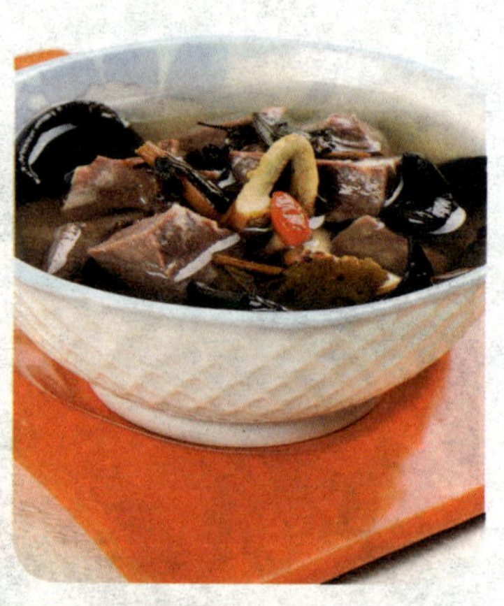

蕨菜鸡肉汤

此汤具有清热解毒、利湿、消炎杀菌等功效。

主料 土仔鸡半只，干蕨菜 150 克

配料 生姜、盐、味精各适量

步骤

1. 将土仔鸡剁成块，淘洗干净；干蕨菜用水发好；生姜拍碎。
2. 锅内加水，除盐、味精外，将其他材料一起下锅，大火烧开后，改中火熬制 40 分钟，加盐、味精，再炖 20 分钟即可。

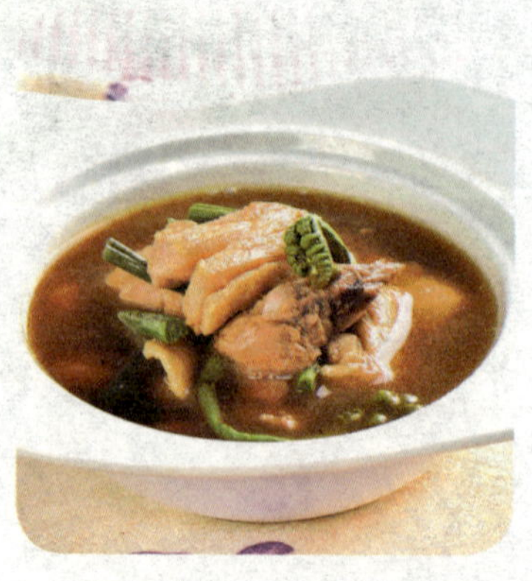